Barbara Bernard

Routine tötet

Vom Einzug der Gleichgültigkeit in
das moderne Gesundheitswesen

bup

Barbara Bernard

Routine tötet

Vom Einzug der Gleichgültigkeit in das moderne Gesundheitswesen

ISBN: 978-3-69035-631-2 (Paperback)
ISBN: 978-3-69035-636-7 (E-Book)
Bestellnummer: 2013.1

Cover-Gestaltung: Kerstin Laube

© Bremen University Press, 2025.
Fahrenheitstr. 11
28359 Bremen
bup@bremenuniversitypress.com
www.bremenuniversitypress.com

Die Nutzung des Manuskripts im Ganzen oder in Teilen ohne vorherige schriftliche Zustimmung des Verlags ist nicht zulässig.

Dieses Buch wurde auf umweltfreundlichem Papier aus nachhaltiger Forstwirtschaft gedruckt, um Ressourcen zu schonen und die Umweltbelastung zu minimieren. Durch den Einsatz von Recyclingmaterialien und FSC-zertifiziertem Papier leisten wir einen Beitrag zum Schutz der Wälder und zur Reduzierung des ökologischen Fußabdrucks.

Barbara Bernard

Routine tötet

Vom Einzug der Gleichgültigkeit in das moderne Gesundheitswesen

Übersicht

VORWORT	15
KAPITEL 1: DIE MODERNE MEDIZIN ZWISCHEN FORTSCHRITT UND ENTFREMDUNG	16
KAPITEL 2: WAS IST GLEICHGÜLTIGKEIT? EINE PSYCHOLOGISCHE UND ETHISCHE ANNÄHERUNG	21
KAPITEL 3: WENN ROUTINE ZUR FALLE WIRD – MECHANISMEN DER ABSTUMPFUNG	29
KAPITEL 4: STRUKTURELLE URSACHEN MEDIZINISCHER GLEICHGÜLTIGKEIT	36
KAPITEL 5: DIE UNSICHTBAREN OPFER – WENN DER MENSCH HINTER DEM FALL VERSCHWINDET	43
KAPITEL 6: DIE STILLE VERROHUNG – GLEICHGÜLTIGKEIT ALS SOZIALES PHÄNOMEN IM TEAM	51
KAPITEL 7: AUSBILDUNG OHNE HALTUNG? DIE ROLLE DER MEDIZINISCHEN LEHRE	58
KAPITEL 8: GLEICHGÜLTIGKEIT ALS SCHUTZMECHANISMUS – NOTWENDIG ODER GEFÄHRLICH?	66
KAPITEL 9: WENN SYSTEME ABSTUMPFEN – INSTITUTIONELLE GLEICHGÜLTIGKEIT ALS AUSDRUCK STRUKTURELLEN VERSAGENS	73

KAPITEL 10: LEID OHNE ECHO – DIE PERSPEKTIVE DER PATIENTINNEN
UND PATIENTEN   80

KAPITEL 11: WENN PFLEGENDE VERSTUMMEN – DIE STILLE
ERSCHÖPFUNG DER HELFENDEN BERUFE   87

KAPITEL 12: DIE GEFÄHRLICHE MACHT DER GEWÖHNUNG – WIE
NORMALITÄT GLEICHGÜLTIGKEIT GEBIERT   94

KAPITEL 13: DIE ROLLE DER SPRACHE – WENN WORTE
ENTMENSCHLICHEN   101

KAPITEL 14: FEHLENDE ETHIK ALS SYSTEMFEHLER – WENN
MORALISCHE ORIENTIERUNG VERLOREN GEHT   108

KAPITEL 15: WENN DAS SYSTEM KRANK MACHT – BURNOUT,
DEPRESSION UND MORALISCHE ERSCHÖPFUNG IM
GESUNDHEITSWESEN   115

KAPITEL 16: DAS GROßE SCHWEIGEN – WARUM ÜBER
GLEICHGÜLTIGKEIT NICHT GESPROCHEN WIRD   125

KAPITEL 17: DIE STILLE MITWISSERSCHAFT – WIE GLEICHGÜLTIGKEIT
SICH IN TEAMS VERFESTIGT   132

KAPITEL 18: DIE WIEDERKEHR DES MITGEFÜHLS – WAS GEGEN
GLEICHGÜLTIGKEIT HILFT   138

KAPITEL 19: ZWISCHEN ANSPRUCH UND WIRKLICHKEIT – WARUM
MENSCHLICHKEIT KEIN SELBSTLÄUFER IST   144

KAPITEL 20: WAS BLEIBT – DIE ENTSCHEIDUNG FÜR MENSCHLICHKEIT
ALS TÄGLICHE PRAXIS   153

MENSCHLICHKEIT BEWAHREN – TROTZ ALLEM 159

AUSBLICK: EINE MEDIZIN, DIE HEILT – NICHT NUR DEN KÖRPER 161

Inhaltsverzeichnis

VORWORT 15

KAPITEL 1: DIE MODERNE MEDIZIN ZWISCHEN FORTSCHRITT UND ENTFREMDUNG 16

KAPITEL 2: WAS IST GLEICHGÜLTIGKEIT? EINE PSYCHOLOGISCHE UND ETHISCHE ANNÄHERUNG 21

1. Begriffsbestimmung: Gleichgültigkeit als emotionaler, moralischer und sozialer Zustand 21
2. Abgrenzung zu verwandten Phänomenen: Empathiemangel, Burnout, Zynismus 22
3. Gleichgültigkeit als moralisches Versagen oder funktionale Strategie? 24
4. Die ethische Relevanz emotionaler Teilnahmslosigkeit im Heilberuf 25
5. Philosophische Konzepte der Gleichgültigkeit und ihre Bedeutung für die Medizin 26

KAPITEL 3: WENN ROUTINE ZUR FALLE WIRD – MECHANISMEN DER ABSTUMPFUNG 29

1. Der Alltag in Klinik und Praxis: Routinen als Struktur und Belastung 29
2. Kognitive und emotionale Auswirkungen monotoner Handlungsabfolgen 30
3. Automatisierung medizinischer Entscheidungen und Verlust an Mitgefühl 32
4. Die Rolle von Zeitdruck, Schichtsystemen und ökonomischen Zielvorgaben 33

5. Wie sich Verantwortungsgefühl unter Routinebedingungen
   auflöst 34

KAPITEL 4: STRUKTURELLE URSACHEN MEDIZINISCHER GLEICHGÜLTIGKEIT 36

1. Gesundheitssysteme unter dem Primat der Ökonomie 36
2. Personalmangel und Überforderung als Normalzustand 37
3. Bürokratie, Dokumentationszwang und digitale Schnittstellen 39
4. Fehlanreize in der Vergütung ärztlicher Leistungen 40
5. Organisatorische Kälte: Krankenhäuser als Unternehmen statt Heilorte 41

KAPITEL 5: DIE UNSICHTBAREN OPFER – WENN DER MENSCH HINTER DEM FALL VERSCHWINDET 43

1. Der Blick durch die Fallnummer: Entpersonalisierung in der Patientenversorgung 43
2. Subtile Gewalt durch Ignoranz, Zeitmangel und Nichtbeachtung 44
3. Psychische Belastungen durch nicht ernst genommene Symptome 46
4. Die fatale Dynamik zwischen medizinischer Gleichgültigkeit und Patientenmisstrauen 47
5. Berichte aus der Praxis: Stimmen von Betroffenen und Angehörigen 49

KAPITEL 6: DIE STILLE VERROHUNG – GLEICHGÜLTIGKEIT ALS SOZIALES PHÄNOMEN IM TEAM 51

1. Gruppendynamik in medizinischen Hierarchien 51
2. Der Zynismus als kollektive Schutzmauer gegen emotionale Überlastung 52

3. Schweigen, Mitläufertum und das Verschwinden moralischer Verantwortung 54
4. Soziale Sanktionen gegenüber empathischen Kolleginnen und Kollegen 55
5. Kultur des Wegsehens: wenn Fehlverhalten zur Norm wird 56

KAPITEL 7: AUSBILDUNG OHNE HALTUNG? DIE ROLLE DER MEDIZINISCHEN LEHRE **58**

1. Akademisierung versus Menschlichkeit: Curricula ohne Empathieschulung 58
2. Prüfungskultur, Notendruck und die Entkopplung von Theorie und Praxis 59
3. Frühe Indoktrination in ein System der Effizienz und Sachlichkeit 61
4. Empathie als „soft skill" oder unverzichtbare Kompetenz? 62
5. Ansätze für eine ethisch-emotionale Bildungsreform in der Medizinerausbildung 64

KAPITEL 8: GLEICHGÜLTIGKEIT ALS SCHUTZMECHANISMUS – NOTWENDIG ODER GEFÄHRLICH? **66**

1. Psychologische Schutzstrategien in hochbelasteten Berufen 66
2. Die Grenze zwischen Selbstschutz und emotionaler Kälte 67
3. Empathie als Risiko: emotionale Erschöpfung durch Nähe 68
4. Die Rolle der Resilienzförderung in der professionellen Selbstfürsorge 70
5. Möglichkeiten der Abgrenzung ohne ethischen Rückzug 71

KAPITEL 9: WENN SYSTEME ABSTUMPFEN – INSTITUTIONELLE GLEICHGÜLTIGKEIT ALS AUSDRUCK STRUKTURELLEN VERSAGENS **73**

1.	Von der Haltung zur Struktur: Wie Organisationen Gleichgültigkeit erzeugen	73
2.	Die Logik des Systems: Effizienz, Kontrolle, Standardisierung	74
3.	Die Rolle von Führung und Managementkultur	76
4.	Organisatorische Blindheit für das Subjektive	77
5.	Wege aus der strukturellen Abstumpfung	78

KAPITEL 10: LEID OHNE ECHO – DIE PERSPEKTIVE DER PATIENTINNEN UND PATIENTEN — 80

1.	Die Erfahrung des Ungesehen-Seins im Krankheitsverlauf	80
2.	Sprachlosigkeit, Isolation und das Verlorengehen der Subjektivität	81
3.	Verletzungen durch Schweigen, Abwendung und funktionale Kommunikation	82
4.	Die Suche nach Sinn, Trost und Halt im medizinischen System	84
5.	Der Wunsch nach Begegnung und die Sehnsucht nach Würde	85

KAPITEL 11: WENN PFLEGENDE VERSTUMMEN – DIE STILLE ERSCHÖPFUNG DER HELFENDEN BERUFE — 87

1.	Die Nähe zum Leid als tägliche Herausforderung	87
2.	Der moralische Stress zwischen Wissen, Wollen und Nicht-Können	88
3.	Abwertung, Hierarchie und das Unsichtbarwerden pflegerischer Kompetenz	89
4.	Der Rückzug in die funktionale Rolle als Überlebensstrategie	91
5.	Der stille Hilferuf: Warum Gleichgültigkeit auch ein Zeichen von Schmerz ist	92

KAPITEL 12: DIE GEFÄHRLICHE MACHT DER GEWÖHNUNG – WIE NORMALITÄT GLEICHGÜLTIGKEIT GEBIERT — 94

1. Der Prozess der Abstumpfung durch Wiederholung — 94
2. Wenn das Außergewöhnliche alltäglich wird — 95
3. Die schleichende Verschiebung moralischer Maßstäbe — 96
4. Die soziale Absicherung des „Gefühllosen" — 98
5. Wege zurück zur ethischen Wachheit im Alltag — 99

KAPITEL 13: DIE ROLLE DER SPRACHE – WENN WORTE ENTMENSCHLICHEN — 101

1. Sprache als Spiegel innerer Haltung — 101
2. Der Verlust persönlicher Ansprache im klinischen Alltag — 102
3. Euphemismen, Abkürzungen und der Verlust von Tiefe — 103
4. Sprachliche Distanz als Form professioneller Selbstentlastung — 105
5. Wege zu einer menschlicheren Sprache im medizinischen Kontext — 106

KAPITEL 14: FEHLENDE ETHIK ALS SYSTEMFEHLER – WENN MORALISCHE ORIENTIERUNG VERLOREN GEHT — 108

1. Medizin als ethisch aufgeladene Praxis — 108
2. Die Unsichtbarkeit ethischer Fragen im klinischen Alltag — 109
3. Ökonomisierung, Hierarchie und ethische Sprachlosigkeit — 110
4. Ethik als individuelle Verantwortung oder kollektive Praxis? — 112
5. Schritte zur ethischen Rezentrierung des medizinischen Handelns — 113

KAPITEL 15: WENN DAS SYSTEM KRANK MACHT – BURNOUT, DEPRESSION UND MORALISCHE ERSCHÖPFUNG IM GESUNDHEITSWESEN — 115

1.	Das Gesundheitswesen als Hochrisikoumgebung für psychische Erschöpfung	115
2.	Burnout als Kollaps zwischen Engagement und Realität	116
3.	Moralische Erschöpfung – Wenn Handeln gegen die eigene Überzeugung krank macht	117
4.	Depression als Ausdruck stiller Verzweiflung im System	119
5.	Vom Symptom zur Veränderung – ein Appell an das System	120
6.	Strukturelle Prävention – Wie Systeme menschlich bleiben können	121

KAPITEL 16: DAS GROßE SCHWEIGEN – WARUM ÜBER GLEICHGÜLTIGKEIT NICHT GESPROCHEN WIRD — 125

1.	Gleichgültigkeit als blinder Fleck der Institution	125
2.	Die Angst vor der eigenen Empfindlichkeit	126
3.	Die Normalisierung des Abweichenden	127
5.	Wege aus dem Schweigen – Die Rückkehr zur Sprache	130

KAPITEL 17: DIE STILLE MITWISSERSCHAFT – WIE GLEICHGÜLTIGKEIT SICH IN TEAMS VERFESTIGT — 132

1.	Der Einzelne im Kollektiv – Wie moralische Impulse sich verlieren	132
2.	Gruppennormen und das Prinzip des unausgesprochenen Konsenses	133
3.	Loyalität als moralisches Dilemma	134
4.	Die Dynamik der kollektiven Verdrängung	135
5.	Auswege aus der stillen Mitwisserschaft	136

KAPITEL 18: DIE WIEDERKEHR DES MITGEFÜHLS – WAS GEGEN GLEICHGÜLTIGKEIT HILFT — 138

1.	Mitgefühl als rekonstruktive Kraft im Angesicht des Systemischen	138
2.	Die Neurobiologie der Resonanz – Mitgefühl als natürliche Disposition	139
3.	Die Ethik der kleinen Schritte – Mitgefühl als Handlungsmöglichkeit	140
4.	Kollektive Mitgefühlsfähigkeit – wenn Systeme heilsam werden	142
5.	Die Wiederverbindung mit dem Ursprung	143

KAPITEL 19: ZWISCHEN ANSPRUCH UND WIRKLICHKEIT – WARUM MENSCHLICHKEIT KEIN SELBSTLÄUFER IST — **144**

1.	Der Mythos des Guten – Zwischen Berufung und Überforderung	144
2.	Die institutionelle Inszenierung von Humanität – Fassade oder Substanz?	145
3.	Der psychodynamische Preis des funktionalen Selbst	146
4.	Die ethische Erosion durch strukturelle Gewalt	147
5.	Der Weg zur Authentizität – zwischen Selbsterkenntnis und Strukturkritik	149
6.	Reif gewordene Menschlichkeit – ein Weg durch die Ambivalenz	150

KAPITEL 20: WAS BLEIBT – DIE ENTSCHEIDUNG FÜR MENSCHLICHKEIT ALS TÄGLICHE PRAXIS — **153**

1.	Die Entscheidung als täglicher Akt des Widerstehens	153
2.	Die unvollendete Ethik – Menschlichkeit als Zumutung	154
3.	Selbstfürsorge als Voraussetzung ethischer Präsenz	155
4.	Die stille Verantwortung der Institution	156
5.	Was bleibt – in der Tiefe	157

14

MENSCHLICHKEIT BEWAHREN – TROTZ ALLEM   **159**

AUSBLICK: EINE MEDIZIN, DIE HEILT – NICHT NUR DEN KÖRPER   **161**

Vorwort

Es beginnt oft leise. Ein Blick, der nicht mehr sucht. Eine Frage, die nicht mehr gestellt wird. Ein Symptom, das in vorgefertigte Schablonen gedrängt wird. In der modernen Medizin ist die Wiederholung alltäglich, die Abläufe sind optimiert, die Prozesse standardisiert. Doch mit der Routine schleicht sich eine gefährliche Begleiterin ein: die Gleichgültigkeit. Nicht aus Bosheit, sondern aus Erschöpfung, aus Zeitdruck, aus einer Kultur, die Effizienz über Empathie stellt. Dort, wo einst Neugier und Fürsorge standen, entsteht ein klinisches Vakuum – steril, korrekt, aber leer.

Dieses Buch lädt dazu ein, innezuhalten. Es stellt unbequeme Fragen, wo Gewohnheiten sich verselbständigt haben. Es sucht nach den feinen Rissen im System, wo Menschlichkeit verloren geht – nicht durch Versagen, sondern durch ein Zuviel an Routine. Denn wo das Besondere im Alltäglichen übersehen wird, wo der Mensch hinter der Diagnose verschwindet, entsteht ein Zustand, der Leben gefährden kann.

Diese Untersuchung ist kein Angriff, sondern ein Aufruf. Ein Aufruf zur Rückbesinnung auf das, was Medizin im Kern sein sollte: eine menschliche Kunst, getragen von Verantwortung, Aufmerksamkeit und der Fähigkeit, auch im Vertrauten das Neue zu sehen.

Kapitel 1: Die moderne Medizin zwischen Fortschritt und Entfremdung

Die Geschichte der Medizin ist eng mit dem menschlichen Streben nach Erkenntnis, Heilung und Überwindung von Leid verbunden. Seit den Anfängen der Heilkunst war das ärztliche Handeln nicht nur durch technisches Wissen geprägt, sondern ebenso durch das ethische Ideal der Fürsorge und Zuwendung. Der Arzt galt nicht allein als Anwender medizinischer Verfahren, sondern vor allem als Begleiter im Leiden, als Deuter der Krankheitserfahrung und als moralisch Handelnder im Dienste des kranken Menschen. Mit dem Einzug moderner Technologien, der zunehmenden Rationalisierung medizinischer Abläufe und der ökonomischen Durchdringung des Gesundheitssystems hat sich dieses Bild grundlegend verändert. Die moderne Medizin steht heute im Spannungsfeld zwischen fortschrittlicher Effizienz und wachsender Entfremdung, zwischen präziser Diagnostik und dem Verlust an persönlicher Nähe, zwischen standardisierter Hochleistungsversorgung und dem Verschwinden des Menschen als Subjekt.

Der Fortschritt der Medizin im zwanzigsten und einundzwanzigsten Jahrhundert ist in vielerlei Hinsicht bemerkenswert. Erkrankungen, die einst als unheilbar galten, lassen sich heute kontrollieren oder heilen. Operationstechniken sind präziser geworden, Diagnosen durch bildgebende Verfahren verlässlicher, und die molekulare Medizin ermöglicht Einblicke in Krankheitsmechanismen, die noch vor wenigen Jahrzehnten undenkbar gewesen wären. Diese Entwicklungen sind Ausdruck eines wissenschaftlich-technologischen Erfolgs, der vielen Menschen das Leben verlängert und die Lebensqualität verbessert hat. Gleichzeitig jedoch hat sich mit diesem Fortschritt eine neue Form der Distanz eingeschlichen, die nicht technischer, sondern anthropologischer Natur ist. Die Frage nach dem Menschen hinter den Daten, nach der Subjektivität der Krankheit und der dialogischen Dimension des Heilens ist zunehmend in den Hintergrund gerückt.

Mit der Technisierung der Medizin geht eine Entpersonalisierung einher, die sich nicht nur in der klinischen Praxis, sondern auch in der Sprache und im Denken von Medizinern manifestiert. Patienten werden zu Fällen, Organe zu Zielobjekten therapeutischer Interventionen, Diagnosen zu algorithmischen Entscheidungsknoten. Die Arzt-Patienten-Beziehung wird durch die Dominanz technischer Schnittstellen zunehmend unterbrochen. Wo früher das Gespräch, die körperliche Untersuchung und die Beobachtung des gesamten Menschen im Mittelpunkt standen, bestimmen heute Laborwerte, Bilddaten und digitalisierte Anamnesemasken den klinischen Alltag. In der Summe dieser Veränderungen schwindet das, was man als die humane Dimension des ärztlichen Handelns bezeichnen könnte – jene fragile, aber fundamentale Verbindung zwischen zwei Menschen, von denen einer krank und der andere heilend tätig ist.

Ein weiterer Aspekt der Entfremdung liegt in der zunehmenden Standardisierung medizinischer Abläufe. Qualitätsmanagement, evidenzbasierte Leitlinien und Checklisten mögen aus gesundheitsökonomischer und sicherheitsrelevanter Sicht sinnvoll erscheinen, doch bergen sie zugleich das Risiko, individuelle Besonderheiten und subjektive Krankheitserfahrungen zu marginalisieren. Der Patient wird nicht mehr in seiner Ganzheit betrachtet, sondern anhand festgelegter Parameter kategorisiert und behandelt. Diese Rationalisierung, so hilfreich sie auch in der Fehlervermeidung sein mag, läuft Gefahr, das Persönliche, das Situative und das dialogisch Unwägbare des medizinischen Prozesses auszublenden. Was nicht in das Raster passt, wird übersehen oder als störend empfunden.

Zudem hat die Ökonomisierung des Gesundheitswesens den Druck auf das medizinische Personal in erheblichem Maße erhöht. Krankenhäuser müssen wirtschaftlich arbeiten, Ärztinnen und Ärzte unterliegen Produktionskennzahlen, Pflegepersonal wird durch Taktung und Kosteneffizienz gesteuert. Diese strukturellen Rahmenbedingungen tragen wesentlich dazu bei, dass Zeit zur Mangelware geworden ist. Die Begegnung mit dem Patienten, das Gespräch, das Zuhören – all das, was dem Leiden Bedeutung verleiht und Vertrauen ermöglicht – wird durch administrative Pflichten und Zeitdruck zunehmend verdrängt. Die

Entfremdung der Medizin ist daher nicht nur ein kulturelles oder individuelles Phänomen, sondern Ausdruck eines umfassenden Systemwandels, in dem ökonomische Logik zunehmend die Handlungsmuster in der Gesundheitsversorgung bestimmt.

Inmitten dieser Entwicklungen stellt sich die Frage, was aus dem ursprünglichen Selbstverständnis des Heilens geworden ist. Kann eine Medizin, die sich primär über Effizienz, Technik und Organisation definiert, noch dem Anspruch gerecht werden, dem leidenden Menschen gerecht zu werden? Oder führt dieser Fortschritt in seiner gegenwärtigen Ausgestaltung zu einer schleichenden Gleichgültigkeit, weil die personale Dimension des Heilens aus dem Blick gerät? Die moderne Medizin steht an einem Scheideweg: Entweder gelingt es ihr, die Errungenschaften des Fortschritts mit einer neuen Form der Zuwendung und Empathie zu verbinden – oder sie läuft Gefahr, ihre ethische Substanz und damit ihre Glaubwürdigkeit zu verlieren.

Das vorliegende Werk geht der Frage nach, wie sich Gleichgültigkeit in einem System etablieren kann, das ursprünglich dem Leben verpflichtet ist. Es untersucht, wie Strukturen, Routinen und Denkweisen dazu führen können, dass Aufmerksamkeit, Achtsamkeit und Mitgefühl systematisch unterdrückt oder ignoriert werden. In diesem Spannungsfeld zwischen technologischer Exzellenz und menschlicher Abstumpfung beginnt die Analyse mit einem genauen Blick auf die psychologischen und ethischen Grundlagen des Begriffs „Gleichgültigkeit".

Kapitel 2: Was ist Gleichgültigkeit? Eine psychologische und ethische Annäherung

1. Begriffsbestimmung: Gleichgültigkeit als emotionaler, moralischer und sozialer Zustand

Der Begriff der Gleichgültigkeit ist im alltäglichen Sprachgebrauch negativ konnotiert und wird häufig mit emotionaler Kälte, Interesselosigkeit oder Rückzug assoziiert. Doch eine genaue begriffliche Erfassung zeigt, dass es sich dabei um ein vielschichtiges Phänomen handelt, das auf mehreren Ebenen zu beschreiben ist. Gleichgültigkeit kann als emotionale Reaktion – oder genauer: als Ausbleiben einer solchen Reaktion – verstanden werden, bei der äußere Reize, die normalerweise Mitgefühl oder Engagement auslösen würden, keine innere Resonanz mehr hervorrufen. Sie bezeichnet somit eine Art emotionaler Abstumpfung, bei der Betroffene gegenüber Leid, Gefahr oder Ungerechtigkeit nicht mehr empfindsam reagieren.

Gleichzeitig ist Gleichgültigkeit auch als moralischer Zustand zu begreifen. Sie verweist auf eine Suspendierung ethischer Aufmerksamkeit, auf einen Mangel an Verantwortungsgefühl und ein Versäumnis, sich dem Anderen als Subjekt zuzuwenden. Wer gleichgültig handelt, entscheidet sich – ob bewusst oder unbewusst – gegen ein Interesse am Wohlergehen des Anderen und entzieht sich der moralischen Pflicht zur Anteilnahme. In dieser Hinsicht hat

Gleichgültigkeit eine ethische Tiefenstruktur: Sie ist nicht bloß das Fehlen von Emotion, sondern Ausdruck einer bestimmten Haltung zur Welt und zu den Mitmenschen.

Schließlich ist Gleichgültigkeit auch ein soziales Phänomen. In zwischenmenschlichen Kontexten wirkt sie exkludierend und entwürdigend. Wer einem anderen Menschen gleichgültig begegnet, verweigert ihm implizit seine soziale Anerkennung. Gleichgültigkeit verletzt, weil sie den anderen als bedeutungslos markiert. In sozialen Systemen wie der Medizin, in denen Anerkennung und Zuwendung konstitutiv für das Gelingen der Beziehung sind, wirkt Gleichgültigkeit daher wie ein stilles Gift. Sie zerstört Vertrauen, schwächt die zwischenmenschliche Bindung und untergräbt die heilende Kraft des Kontakts.

2. Abgrenzung zu verwandten Phänomenen: Empathiemangel, Burnout, Zynismus

Um die Besonderheit der Gleichgültigkeit klar herauszustellen, ist eine Abgrenzung von verwandten, aber nicht identischen Phänomenen notwendig. Besonders häufig wird Gleichgültigkeit mit einem Mangel an Empathie verwechselt. Doch während Empathiemangel häufig eine konstitutionelle oder situationsbedingte Unfähigkeit ist, sich in die emotionale Lage eines anderen hineinzuversetzen, impliziert Gleichgültigkeit in der Regel eine Form der aktiven Abwendung. Gleichgültigkeit ist nicht nur ein Mangel, sondern eine Haltung, ein Zustand willentlicher oder zumindest in Kauf genommener Unbeteiligtheit. Wer gleichgültig ist, entscheidet sich – bewusst oder habituell – dafür, sich nicht berühren zu lassen.

Auch das Burnout-Syndrom, das besonders im medizinischen Bereich weit verbreitet ist, muss differenziert betrachtet werden. Menschen, die unter Burnout leiden, sind häufig emotional erschöpft, innerlich leer und nicht mehr in der Lage, adäquat zu reagieren. Ihre emotionale Distanziertheit ist Ausdruck eines Überforderungszustandes und keines bewussten Desinteresses. Gleichgültigkeit hingegen kann auch unabhängig von Erschöpfung entstehen. Sie äußert sich nicht selten als strategische oder habituelle Reaktion auf systemische Belastungen und kann durchaus mit funktionaler Leistungsfähigkeit einhergehen. Gerade in medizinischen Berufen, in denen emotionale Distanz mit Professionalität verwechselt wird, tarnt sich Gleichgültigkeit oft als notwendige Sachlichkeit.

Ein weiteres verwandtes, aber eigenständiges Phänomen ist der Zynismus. Zynismus ist eine Form der Desillusionierung, bei der moralische oder menschliche Ideale offen verhöhnt oder relativiert werden. Während Gleichgültigkeit meist still ist, artikuliert sich Zynismus laut, provozierend und oft auch aggressiv. Dennoch besteht zwischen beiden ein enger Zusammenhang: Gleichgültigkeit kann als Nährboden für Zynismus dienen, wenn emotionale Abstumpfung in eine ablehnende Haltung gegenüber Menschlichkeit umschlägt. Der Übergang ist dabei fließend. In der klinischen Realität zeigt sich nicht selten ein unheilvolles Zusammenspiel beider Haltungen, das eine empathische Begegnung systematisch erschwert.

3. Gleichgültigkeit als moralisches Versagen oder funktionale Strategie?

Die moralische Bewertung von Gleichgültigkeit ist ambivalent. Einerseits gilt sie als Ausdruck eines ethischen Defizits: Wer einem leidenden Menschen gegenüber gleichgültig ist, verletzt nicht nur eine zwischenmenschliche Norm, sondern untergräbt das Fundament jeder helfenden Tätigkeit. Insbesondere in Heilberufen, deren Ethos auf Zuwendung, Fürsorge und Mitverantwortung gründet, ist Gleichgültigkeit kaum mit dem Berufsethos vereinbar. Sie wird dort zu einem stillen Verrat an der eigenen Rolle, zu einer Art innerem Bruch zwischen dem professionellen Anspruch und der gelebten Wirklichkeit.

Andererseits kann Gleichgültigkeit auch als funktionale Strategie verstanden werden, die dazu dient, sich vor emotionaler Überforderung zu schützen. Gerade in hochbelasteten Arbeitsfeldern, in denen täglich mit Schmerz, Leid, Tod und existenziellen Grenzerfahrungen umgegangen werden muss, kann eine gewisse Form der emotionalen Dämpfung überlebensnotwendig sein. Sie ermöglicht Distanz, Klarheit und Handlungsfähigkeit, wo emotionale

Beteiligung lähmen oder überwältigen könnte. In diesem Licht erscheint Gleichgültigkeit nicht als moralisches Versagen, sondern als adaptive Reaktion auf eine chronische Überlastung.

Doch selbst wenn man Gleichgültigkeit als Schutzmechanismus begreift, bleibt die Frage nach ihren langfristigen Auswirkungen. Was kurzfristig stabilisiert, kann langfristig Beziehungen zerstören, Vertrauen untergraben und moralische Taubheit erzeugen. Eine solche Funktionalisierung der Gleichgültigkeit läuft Gefahr, das ethische Sensorium dauerhaft zu beschädigen. Aus einer temporären Distanzierung kann eine habituelle Unbeteiligtheit werden, aus einer notwendigen Selbstbegrenzung eine permanente Vermeidung des Anderen. Gleichgültigkeit verliert dann ihre Funktion und wird selbst zum Problem.

4. Die ethische Relevanz emotionaler Teilnahmslosigkeit im Heilberuf

In keinem anderen Berufsfeld hat Gleichgültigkeit so gravierende Folgen wie in der Medizin. Wer sich der Sorge um andere verschrieben hat, trägt eine besondere moralische Verantwortung – nicht nur für das körperliche Wohlergehen seiner Patienten, sondern auch für deren emotionale Sicherheit, ihre Würde und ihre subjektive Erfahrung von Krankheit. Gleichgültigkeit im medizinischen Kontext ist daher nicht nur ein individueller Mangel an Mitgefühl, sondern ein ethisch relevanter Bruch mit dem Berufsideal. Sie gefährdet die Grundlage jeder therapeutischen Beziehung, untergräbt das Vertrauen der Patienten und konterkariert die Intention des Heilens.

Zugleich muss die normative Erwartung an medizinisches Personal realistisch bleiben. Niemand kann dauerhaft mit maximaler Empathie agieren, ohne an den eigenen Grenzen zu scheitern. Doch die ethische Forderung richtet sich nicht auf eine permanente emotionale Verfügbarkeit, sondern auf die Bereitschaft zur Begegnung, auf das ernsthafte Bemühen, dem anderen als Person zu begegnen. Gleichgültigkeit ist dort problematisch, wo sie zur Haltung wird – wo sie nicht mehr Ausdruck situativer Überforderung ist, sondern Bestandteil des professionellen Selbstverständnisses. Dann verliert die Medizin nicht nur ihre ethische Integrität, sondern auch ihre heilende Kraft.

5. Philosophische Konzepte der Gleichgültigkeit und ihre Bedeutung für die Medizin

Auch in der Philosophie wurde die Gleichgültigkeit in unterschiedlichen Kontexten thematisiert. In der stoischen Tradition galt sie als Tugend: Gleichgültigkeit gegenüber äußeren Umständen sollte zur inneren Freiheit führen. Was der Mensch nicht beeinflussen kann, solle ihn auch nicht berühren. Diese Form der Gleichgültigkeit hatte jedoch einen introspektiven, selbstbezogenen Charakter und war nie auf zwischenmenschliche Beziehungen bezogen. In modernen Kontexten hingegen erscheint Gleichgültigkeit als Ausdruck moralischer Apathie oder als Symptom einer entmenschlichten Gesellschaft.

Hannah Arendt beschrieb in ihren Arbeiten die „Banalität des Bösen" als eine Form gedankenloser Gleichgültigkeit, in der Menschen ohne inneres Innehalten Teil unmenschlicher Systeme wurden. Gleichgültigkeit ist in dieser Perspektive kein aktives Wollen des Schlechten, sondern das passive Hinnehmen des Unrechtmäßigen – eine ethische Blindheit, die aus Gewohnheit, Anpassung oder Indifferenz entsteht. Diese Analyse ist für die Medizin von hoher Relevanz. Denn auch hier vollzieht sich Gleichgültigkeit oft nicht als böswillige Vernachlässigung, sondern als unbewusste Routine, als Anpassung an ein System, das Zuwendung nicht belohnt.

In existenzialistischen Konzepten wiederum gilt Gleichgültigkeit als Flucht vor der Freiheit, als Weigerung, Verantwortung für die eigene Entscheidung zu übernehmen. Wer gleichgültig ist, macht sich selbst zum Objekt der Umstände und entzieht sich der ethischen Reflexion. In der Medizin kann diese Haltung gefährlich werden: Sie entbindet von Verantwortung, betäubt das Gewissen und verharmlost die Folgen des eigenen Handelns. Umso wichtiger ist es, Gleichgültigkeit nicht als neutralen Zustand zu betrachten, sondern als moralisch und existenziell bedeutsames Phänomen – mit weitreichenden Konsequenzen für das medizinische Handeln.

Kapitel 3: Wenn Routine zur Falle wird – Mechanismen der Abstumpfung

1. Der Alltag in Klinik und Praxis: Routinen als Struktur und Belastung

Der klinische Alltag ist von einer Vielzahl wiederkehrender Abläufe geprägt. Ob Visiten, Blutabnahmen, Medikamentengaben, Dokumentation, Aufklärungsgespräche oder administrative Tätigkeiten – der Arbeitstag in medizinischen Einrichtungen ist weitgehend durch Routinen strukturiert. Diese Routinen dienen in erster Linie der Stabilisierung und Organisation eines hochkomplexen Systems. Sie ermöglichen Standardisierung, reduzieren Fehlerquellen und schaffen ein Maß an Vorhersagbarkeit, das insbesondere in zeitkritischen oder notfallmedizinischen Situationen entscheidend sein kann. Routine ist daher nicht nur ein Werkzeug zur Effizienzsteigerung, sondern auch ein Schutzmechanismus gegen die Überforderung durch Komplexität.

Doch gerade, weil Routine eine entlastende Funktion übernimmt, birgt sie ein hohes Risiko: Sie kann zu einer schleichenden Entfremdung führen, bei der die Dynamik der zwischenmenschlichen Begegnung durch ein automatisiertes Handeln überdeckt wird. In der wiederholten Abarbeitung standardisierter Prozesse wird das Besondere zur Ausnahme, das Menschliche zur Störung, das Individuelle zur Belastung. Die Bedeutung des einzelnen Moments wird durch die Erwartung ersetzt, dass alles wie immer verläuft. Der Patient wird nicht mehr als einzigartiges Subjekt wahrgenommen, sondern als Repräsentant eines Musters, als Träger eines klinischen Bildes, als Bestandteil eines organisatorischen Ablaufs.

Diese Mechanisierung der Wahrnehmung ist keine moralische Schwäche, sondern das Ergebnis eines Systems, das auf Effizienz, Dokumentation und Skalierbarkeit ausgerichtet ist. In einem solchen System ist Zeit ein knappes Gut, Aufmerksamkeit ein limitierter Faktor und emotionale Beteiligung eine potenzielle Störgröße. Wer täglich mit Dutzenden von Patienten interagiert, muss sich selbst schützen, Grenzen setzen und lernen, zwischenmenschliche Begegnungen funktional zu organisieren. Doch in genau diesem Selbstschutz liegt die Gefahr: Er kann, ohne dass es bewusst geschieht, in Gleichgültigkeit umschlagen.

2. Kognitive und emotionale Auswirkungen monotoner Handlungsabfolgen

Die kognitiven Prozesse, die unter monotonen Bedingungen ablaufen, sind gut erforscht. Wiederholungen führen zur Ausbildung automatisierter Schemata, die helfen, Energie zu sparen und rasch auf bekannte Muster zu reagieren. Diese Automatisierung ist ein evolutionär sinnvolles Prinzip, das im klinischen Alltag die schnelle Wiedererkennung von Krankheitsbildern und Standardverfahren erleichtert.

Doch je stärker diese Automatismen greifen, desto mehr tritt die individuelle Bewertung in den Hintergrund. Was vertraut erscheint, wird nicht mehr geprüft, sondern durch Routinen überdeckt. Dies betrifft nicht nur diagnostische Urteile, sondern auch soziale Interaktionen. Das Gespräch mit dem Patienten wird zum Ritual, die Anamnese zum Fragebogen, die Visite zur Liste abzuarbeitender Punkte.

Auf emotionaler Ebene führt diese Automatisierung zu einer Reduktion der affektiven Resonanz. Die wiederholte Konfrontation mit Schmerz, Angst, Leid und Sterben ruft nicht mehr die gleiche emotionale Tiefe hervor wie bei den ersten beruflichen Erfahrungen. Diese Entwicklung ist nicht per se pathologisch, sondern zunächst ein Zeichen professioneller Abgrenzung. Doch je stärker sich diese Abgrenzung verfestigt, desto größer ist das Risiko der emotionalen Abstumpfung. Empathische Schwingungsfähigkeit weicht einem funktionalen Desinteresse, emotionale Sensibilität wird durch innere Leere ersetzt, die sich kaum noch bewusst wahrnehmen lässt. Dieser Zustand ist gefährlich, weil er nicht laut ist, nicht auffällig und nicht skandalisierbar. Er entsteht still, allmählich, oft unbemerkt – und genau deshalb ist er so wirkmächtig.

Die Betroffenen nehmen ihre Veränderung häufig erst spät wahr. Anzeichen wie ein abnehmendes Interesse an Gesprächen mit Patienten, die Abkürzung zwischenmenschlicher Kontakte, die Reduktion von Nähe oder die Abwehr komplexer emotionaler Situationen sind erste Signale eines inneren Rückzugs. Viele empfinden diesen Zustand nicht als Verlust, sondern als notwendige Distanzierung. Doch diese Deutung verschleiert, dass hier nicht bloß Schutz aufgebaut, sondern Beteiligung preisgegeben wird – oft dauerhaft.

3. Automatisierung medizinischer Entscheidungen und Verlust an Mitgefühl

Die fortschreitende Digitalisierung der Medizin hat zu einer tiefgreifenden Veränderung der Entscheidungsarchitektur geführt. Diagnosen basieren zunehmend auf algorithmischen Prozessen, Therapiepfade folgen standardisierten Leitlinien, und die Bewertung klinischer Situationen wird durch strukturierte Scoresysteme ergänzt oder ersetzt.

Diese Entwicklung hat zweifellos Vorteile: Sie erhöht die Nachvollziehbarkeit ärztlicher Entscheidungen, fördert die Standardisierung und reduziert subjektive Fehler. Doch mit diesen Vorteilen geht ein fundamentaler Verlust einher – nämlich die Verlagerung der ärztlichen Verantwortung auf technische Systeme und das Verschwinden der menschlichen Beurteilung als moralisches Moment.

Wenn ärztliches Handeln sich auf technische Plausibilität und algorithmische Vorgaben stützt, entsteht eine neue Form der Verantwortungsdiffusion. Entscheidungen erscheinen objektiv, neutral, unpersönlich – sie sind nicht mehr Ausdruck einer ethisch begründeten Zuwendung zum Patienten, sondern Resultat eines systemischen Outputs. Der Arzt wird so zum Vollzugsorgan einer externen Logik, das Individuum hinter dem klinischen Datensatz tritt in den Hintergrund. Mitgefühl erscheint unter solchen Bedingungen als störend: Es kostet Zeit, erzeugt Zweifel, konterkariert die Effizienz.

Dieser Verlust an Mitgefühl ist nicht notwendigerweise mit offener Ablehnung oder Feindseligkeit verbunden. Viel häufiger äußert er sich in einem „Nicht-mehr-Wahrnehmen-Wollen", einem inneren Abwenden, einem stillen Rückzug aus der zwischenmenschlichen Begegnung. Patienten spüren diesen Zustand sehr genau: Sie berichten von „kühlen Blicken", von „Abarbeitung", von dem Gefühl, als Mensch nicht mehr gemeint zu sein. Die Medizin verliert dadurch einen zentralen Teil ihres heilenden Potentials – nicht auf der Ebene der Technik, sondern auf der Ebene der Beziehung.

4. Die Rolle von Zeitdruck, Schichtsystemen und ökonomischen Zielvorgaben

Zeitdruck ist ein zentraler Treiber der Gleichgültigkeit im medizinischen System. Er reduziert nicht nur die Dauer, sondern auch die Qualität zwischenmenschlicher Interaktionen. Wer von Termin zu Termin eilt, empfindet das Gespräch mit dem Patienten nicht mehr als Chance, sondern als Hindernis. Der Blick auf die Uhr ersetzt den Blick in das Gesicht des anderen. Dies wird verstärkt durch Schichtsysteme, in denen Verantwortung fragmentiert wird, Übergaben unvollständig bleiben und kontinuierliche Beziehungen unmöglich sind. Die Entstehung vertrauensvoller Bindungen, die gerade in schwierigen klinischen Situationen zentral wären, wird strukturell verhindert.

Dazu kommt der ökonomische Druck, der auf medizinischen Einrichtungen lastet. Krankenhäuser müssen Gewinn erwirtschaften, Ärztinnen und Ärzte werden an Fallzahlen gemessen, Pflegekräfte stehen unter dem ständigen Verdacht der Ineffizienz. In diesem Klima ist es kaum möglich, die Bedürfnisse einzelner Menschen über systemische Vorgaben zu stellen. Die medizinische Interaktion wird zur Transaktion, Zuwendung zur vernachlässigbaren Variable. Gleichgültigkeit ist in diesem Kontext keine individuelle Entscheidung, sondern das Ergebnis systematischer Entmenschlichung.

5. Wie sich Verantwortungsgefühl unter Routinebedingungen auflöst

Verantwortung lebt von Aufmerksamkeit, Urteilsfähigkeit und moralischer Präsenz. Doch unter Bedingungen chronischer Überlastung, routinisierter Entscheidungsfindung und fehlender persönlicher Rückkopplung droht dieses Verantwortungsgefühl zu verblassen. Die Beziehung zum Patienten wird flüchtig, die Rückmeldung auf

Entscheidungen bleibt aus, der moralische Resonanzraum verkümmert. Der Einzelne verliert das Gefühl, dass sein Handeln eine ethische Dimension hat – nicht, weil er verantwortungslos ist, sondern weil er in einer Umgebung arbeitet, die Verantwortung fragmentiert und neutralisiert.

Der Verlust an Verantwortungsgefühl äußert sich in kleinen Gesten: in der Entscheidung, einen kritischen Wert zu übergehen, ein Symptom nicht nachzufragen, einen Patienten nicht noch einmal aufzusuchen. Es sind keine spektakulären Verfehlungen, sondern stille Unterlassungen, deren Tragweite sich oft erst im Nachhinein zeigt. Gerade weil sie so unspektakulär sind, bleiben sie meist folgenlos – und reproduzieren sich dadurch ungestört.

Die moralische Dimension der Routine liegt in ihrer Fähigkeit, Handlung zu entleeren, ohne sie sichtbar zu verändern. Die Form bleibt gleich, der Inhalt verschwindet. Wer über Jahre hinweg so arbeitet, verliert nicht nur den Kontakt zum Anderen, sondern auch zu sich selbst. Gleichgültigkeit wird dann zur inneren Grundhaltung – nicht, weil der Mensch schlecht ist, sondern weil das System keine andere Haltung zulässt, ohne zu zerbrechen.

Kapitel 4: Strukturelle Ursachen medizinischer Gleichgültigkeit

1. Gesundheitssysteme unter dem Primat der Ökonomie

Die zunehmende Dominanz ökonomischer Rationalität im Gesundheitswesen hat die Medizin in einem Maße transformiert, das weit über technische und organisatorische Veränderungen hinausgeht. Wo früher der ärztliche Beruf als Berufung galt, geprägt von humanistischen Idealen, einem tief verankerten Verantwortungsgefühl gegenüber dem Patienten und einer ethisch fundierten Haltung, ist heute vielfach ein betriebswirtschaftlich strukturiertes Selbstverständnis getreten. In diesem neuen Paradigma steht nicht mehr die Fürsorge, sondern die Effizienz im Zentrum des medizinischen Handelns.

Diese Ökonomisierung äußert sich nicht nur in der Sprache – etwa in Begriffen wie „Behandlungsfall", „Bettendisposition", „Verweildauersteuerung" oder „Ertragsoptimierung" –, sondern in konkreten Steuerungsinstrumenten, die tief in die tägliche Praxis eingreifen. Fallpauschalen, Leistungserfassungsbögen, Budgetierungssysteme und Benchmark-Vergleiche schaffen Anreize, die weniger dem Patientenwohl als der betriebswirtschaftlichen Bilanz dienen. Die Folge ist eine schleichende Entwertung des Einzelnen. Der Patient wird nicht mehr als leidender Mensch, sondern als ökonomischer Faktor betrachtet – als Kostenstelle, potenzielle Einnahmequelle oder statistische Größe. Dieser Wandel hat massive Auswirkungen auf die Haltung medizinisch tätiger Menschen. Wer in einem System arbeitet, das Zuwendung nicht vorsieht, wird auf Dauer weniger bereit sein, sie zu geben. Mitgefühl, Aufmerksamkeit, Geduld und Dialogfähigkeit gelten dann nicht mehr als zentrale Kompetenzen, sondern als schwer kalkulierbare, potenziell störende Emotionen. Der Mensch wird aus der Versorgungslogik herausgerechnet – nicht durch explizite Abwertung, sondern durch strukturelle Ignoranz. Es entsteht ein System, das Gleichgültigkeit nicht nur zulässt, sondern aktiv produziert.

2. Personalmangel und Überforderung als Normalzustand

In kaum einem anderen Berufsfeld sind Überlastung, chronischer Stress und Erschöpfung so weit verbreitet wie im medizinischen Bereich. Der Personalmangel ist dabei nicht nur das Ergebnis demografischer Entwicklungen oder regionaler Versorgungsungleichgewichte, sondern in weiten Teilen auch Ausdruck politischer Entscheidungen, ökonomischer Prioritäten und struktureller Vernachlässigung. Jahrzehntelang wurden Pflegeberufe unterfinanziert, Arbeitsbedingungen verschlechtert und ärztliche Tätigkeiten durch zunehmende Bürokratie belastet. Die Konsequenz ist eine Versorgungssituation, die sich vielfach nur noch aufrechterhalten lässt, weil Personal über seine Grenzen geht.

Diese Dauerüberforderung verändert nicht nur die Leistungskraft, sondern auch das emotionale Klima. Wer unter Zeitdruck agiert, permanent an die Belastungsgrenze geführt wird und keine Perspektive auf Besserung hat, entwickelt zwangsläufig Schutzmechanismen. Dazu gehören emotionale Abkapselung, selektive Wahrnehmung und eine starke Konzentration auf das unmittelbar Notwendige. Mitmenschlichkeit wird dann zu einem Luxus, den man sich nicht leisten kann. Die Fähigkeit zur empathischen Resonanz verkümmert, nicht weil sie fehlt, sondern weil sie nicht mehr in die Realität des Alltags passt.

Besonders dramatisch ist die Situation in der Pflege, wo der Zeitmangel dazu führt, dass grundlegendste Bedürfnisse von Patienten – etwa Zuwendung, Körperpflege, persönliche Ansprache – nur noch rudimentär erfüllt werden können. Viele Pflegekräfte erleben dies als permanente Gewissensbelastung. Doch wenn sie sehen, dass Engagement nicht gewürdigt, Überstunden nicht bezahlt und Mehrarbeit als selbstverständlich betrachtet wird, reagieren sie mit emotionalem Rückzug. Dieser Rückzug ist nicht Ausdruck eines moralischen Defizits, sondern das Resultat struktureller Gewalt – einer Gewalt, die nicht schlägt, aber zermürbt.

3. Bürokratie, Dokumentationszwang und digitale Schnittstellen

Die Vorstellung, dass Dokumentation der Qualitätssicherung dient, hat in der modernen Medizin zu einem Paradox geführt: Je mehr dokumentiert wird, desto weniger Zeit bleibt für die Begegnung. Digitale Patientenakten, Medikamentenlisten, Verlaufsprotokolle, Formularsysteme, Datenschutzauflagen und Codierungspflichten binden einen erheblichen Teil der Arbeitszeit – in manchen Bereichen bis zu fünfzig Prozent. Dabei ist die Dokumentation häufig nicht auf die klinische Wirklichkeit, sondern auf Abrechnungslogik und rechtliche Absicherung zugeschnitten. Ärztinnen und Ärzte wie auch Pflegekräfte fühlen sich daher zunehmend als Erfüllungsgehilfen eines Systems, das dem Patienten nicht dient, sondern sich selbst.

Die zunehmende Technisierung verschärft dieses Problem. Digitale Schnittstellen strukturieren den klinischen Blick: Der Monitor ersetzt den Menschen, der Cursor das Gespräch. Die klinische Realität wird zu einem Raster aus Parametern, Scores und Checkboxen. Was nicht in die vorgegebenen Felder passt, fällt aus dem Blick. Die Begegnung mit dem realen Menschen wird zur Nebensache. Dabei wäre gerade diese Begegnung die Voraussetzung für gelingende Therapie, für Vertrauen, für Compliance und für Heilung im umfassenden Sinn.

Diese digitale Überformung der medizinischen Interaktion erzeugt eine doppelte Entfremdung: Einerseits spüren Patienten, dass sie nicht mehr als Personen wahrgenommen werden, andererseits erleben medizinische Fachkräfte, dass ihr Beruf zunehmend in technokratische Pflichten zerfällt. Das Gefühl, nicht mehr wirksam im eigentlichen Sinn tätig zu sein, führt zu Sinnverlust und emotionaler Entleerung – beides zentrale Voraussetzungen für das Entstehen gleichgültiger Haltungen.

4. Fehlanreize in der Vergütung ärztlicher Leistungen

In vielen Ländern erfolgt die Honorierung ärztlicher Leistungen auf Basis von Punktesystemen, Prozedurenkatalogen oder Diagnoseschlüsseln. Diese Systeme setzen Anreize, die nicht primär am medizinischen oder ethischen Bedarf, sondern an ökonomischen Erwägungen orientiert sind. Komplexe Eingriffe, technische Leistungen und apparative Diagnostik werden hoch vergütet, während sprechende Medizin, ausführliche Anamnesen, psychosoziale Gespräche oder palliative Begleitung kaum Berücksichtigung finden. In dieser Asymmetrie spiegelt sich eine strukturelle Abwertung des Dialogs, der Beziehung und der emotionalen Arbeit in der Medizin.

Diese Fehlanreize wirken subtil, aber nachhaltig. Ärztinnen und Ärzte stehen vor der Wahl, entweder wirtschaftlich erfolgreich zu agieren oder ihrer ethischen Intuition zu folgen

– beides gleichzeitig ist oft nicht möglich. Wer als empathisch gilt, wird in Teams nicht selten belächelt. Wer sich Zeit nimmt, riskiert ökonomische Verluste. Wer verweilt, wo andere vorübergehen, verzögert den Betriebsfluss. So entsteht eine Kultur der Beschleunigung, der Verdichtung, der technischen Überlegenheit – und der emotionalen Leere. Gleichgültigkeit ist in diesem System kein persönliches Versagen, sondern eine Form struktureller Anpassung.

Zugleich führt diese ökonomische Verzerrung zu einer Ungleichverteilung ärztlicher Aufmerksamkeit. Komplexe, nicht eindeutig klassifizierbare Patienten – etwa chronisch Kranke, psychisch Belastete, alte Menschen in Pflegeheimen – erhalten weniger ärztliche Zuwendung, weil sie sich schlechter „rechnen". Dieses System der indirekten Diskriminierung bleibt meist unsichtbar, weil es nicht auf individueller Entscheidung, sondern auf kollektiv internalisierten Anreizsystemen beruht.

5. Organisatorische Kälte: Krankenhäuser als Unternehmen statt Heilorte

Krankenhäuser galten über Jahrhunderte als besondere Orte: als Räume der Fürsorge, der Konzentration, der Heilung. Auch wenn sie nicht frei von Macht und Hierarchie waren, so stand doch das menschliche Bedürfnis im Zentrum der architektonischen, sozialen und symbolischen

Ordnung. Diese Funktion hat sich im Laufe der Zeit gewandelt. Heute dominieren Managementkonzepte, Lean-Prozesse, Personalcontrolling, Businesspläne und Facility Management. Die Verwaltung hat in vielen Häusern das Primat übernommen, Entscheidungen orientieren sich an Kennzahlen, nicht an Werten.

Diese funktionale Logik durchdringt nicht nur die Organisation, sondern prägt auch die Kultur. Was zählt, ist die Ressourcenschonung, nicht die Beziehungsqualität. Was angestrebt wird, ist der reibungslose Ablauf, nicht das gelingende Gespräch. Was belohnt wird, ist die Schnelligkeit, nicht das Innehalten. In einer solchen Umgebung werden Fürsorge, Geduld und moralische Präsenz zu Widerständen gegen die Systemlogik. Wer daran festhält, riskiert Isolation, Überforderung oder berufliches Scheitern.

Diese Kälte ist nicht laut, nicht brutal, nicht offen gewalttätig – aber sie ist wirksam. Sie erzeugt ein Klima, in dem menschliche Regungen nur noch als Risiko erscheinen, in dem Ethik zur Nebensache wird und in dem Gleichgültigkeit zur rationalen Konsequenz mutiert. Das Krankenhaus als Heilort stirbt nicht durch äußere Zerstörung, sondern durch schleichende Umwertung seiner inneren Prinzipien. Wenn die Organisation zur Maschine wird, bleibt für das Menschliche nur noch ein Platz am Rand – als sentimentales Relikt, nicht als gelebte Realität.

Kapitel 5: Die unsichtbaren Opfer – wenn der Mensch hinter dem Fall verschwindet

1. Der Blick durch die Fallnummer: Entpersonalisierung in der Patientenversorgung

In der modernen medizinischen Praxis ist die Verwaltung von Patienten in hohem Maße durch technische, logistische und abrechnungsbezogene Kategorien strukturiert. Der Patient erscheint zunächst nicht mehr als Mensch mit Geschichte, Emotion und Bedürfnis, sondern als Träger eines administrativ verwaltbaren Falls. Die Fallnummer ersetzt den Namen, der Aufenthaltsstatus den Lebenskontext, die Diagnose den individuellen Erlebenshorizont. Diese Form der Entpersonalisierung erfolgt meist nicht in feindlicher Absicht, sondern als Resultat struktureller Notwendigkeiten, die aus Effizienzdenken, Zeitdruck und Verwaltungserfordernissen entstehen. Doch die Folgen sind gravierend.

Durch diese Perspektivverschiebung wird der Patient zur Funktion innerhalb eines Systems. Seine Individualität wird in standardisierte Prozeduren übersetzt, seine subjektive Not in objektive Parameter überführt. Die Frage, wie er sich fühlt, was er befürchtet, wie er seine Krankheit erlebt, weicht der Frage, wie er in die bestehende Fallstruktur einzuordnen ist. Was zählt, ist nicht, wer der Patient ist, sondern was mit ihm zu tun ist. In der medizinischen Dokumentation finden sich diese Tendenzen in Form standardisierter Befunde, textbausteinbasierter Verlaufsbeschreibungen und formalisierter Arztbriefe wieder, in denen das Persönliche nicht mehr sichtbar ist.

Diese Entpersonalisierung hat Auswirkungen auf die Beziehungsgestaltung: Ärztinnen und Ärzte sehen den Menschen nicht mehr als einzigartiges Gegenüber, sondern als Repräsentanten eines typisierten Falls. Die Gefahr liegt darin, dass das Handeln nicht mehr durch Begegnung, sondern durch Klassifikation bestimmt wird. In einem solchen Rahmen ist Mitgefühl schwer aufrechtzuerhalten, denn es bedarf einer Nähe, die durch administrative Raster systematisch verhindert wird. Das Ergebnis ist eine stille Verarmung der medizinischen Beziehung – funktional, sachlich, gleichgültig.

2. Subtile Gewalt durch Ignoranz, Zeitmangel und Nichtbeachtung

Die Gleichgültigkeit, die aus dieser strukturellen Entpersonalisierung erwächst, äußert sich selten in offenen Formen. Sie ist nicht laut, nicht brutal, nicht absichtsvoll. Ihre Gewalt ist subtil – und gerade deshalb so tiefgreifend. Sie zeigt sich in der Abwesenheit von Blicken, in unbeantworteten Fragen, in routinierten Handlungen ohne Ankündigung, in der wortlosen Durchführung unangenehmer Prozeduren, im Weglassen persönlicher Anrede, im Schweigen angesichts von Angst. Es ist eine Gewalt der Nichtbeachtung, der stillen Distanz, der konsequenten Übergehung des menschlichen Subjekts.

Patientinnen und Patienten, die dieser Gleichgültigkeit ausgesetzt sind, erleben ihre Existenz als entwertet. Sie berichten davon, dass sie sich wie „ein Stück Fleisch", wie „eine Nummer", wie „ein Hindernis im Ablauf" fühlen. Diese Aussagen sind mehr als Metaphern. Sie bezeugen eine tiefe Entfremdung, in der die eigene Subjektivität nicht mehr gespiegelt wird. Der kranke Mensch, der sich ohnehin in einem Zustand körperlicher und psychischer Verletzlichkeit befindet, wird in einer Atmosphäre versorgt, in der er sich nicht gesehen, nicht gehört, nicht anerkannt fühlt. Die ohnehin fragile Identität des Patienten zerbricht an der Kälte, die ihm entgegenschlägt – nicht durch Ablehnung, sondern durch Desinteresse.

Diese Form der subtilen Gewalt wird im System kaum wahrgenommen. Sie lässt sich nicht messen, nicht dokumentieren, nicht in Kennzahlen ausdrücken. Sie geschieht im Zwischenraum – dort, wo Sprache verstummt, wo Nähe verweigert, wo Menschlichkeit entzogen wird. In einem System, das primär auf sichtbare Fehler fokussiert ist, bleibt diese Form der Verletzung unsichtbar. Doch sie hinterlässt Spuren – tiefe, kaum heilbare Wunden in der Seele des Patienten.

3. Psychische Belastungen durch nicht ernst genommene Symptome

Ein besonders schädlicher Aspekt struktureller Gleichgültigkeit liegt in der Entwertung der subjektiven Wahrnehmung des Patienten. Wer Beschwerden schildert, die nicht eindeutig messbar oder durch apparative Diagnostik belegbar sind, läuft Gefahr, nicht ernst genommen zu werden. Dieses Phänomen betrifft insbesondere Patientinnen und Patienten mit chronischen Schmerzen, funktionellen Störungen, psychosomatischen Beschwerden oder komplexen, diffusen Symptomen. Ihre Erzählungen passen nicht in das Raster medizinischer Klarheit, sie widersprechen der Logik der schnellen Diagnose, sie verlangen Geduld, Zuhören, Einfühlung.

In einem System, das auf Zeitoptimierung und diagnostischer Effizienz basiert, sind diese Patienten „schwierig". Sie fordern Aufmerksamkeit, ohne dass ein klarer Befund vorliegt. Sie bringen Fragen mit, auf die es keine einfachen Antworten gibt. Und sie stellen das medizinische Selbstverständnis in Frage, das auf Objektivierbarkeit und Evidenz basiert. Die Reaktion des Systems ist häufig Zurückweisung, Bagatellisierung oder Schweigen. Der Patient fühlt sich als lästig, als überempfindlich, als psychisch gestört abgestempelt. Seine Wahrnehmung wird relativiert, seine Beschwerden entwertet, seine Subjektivität delegitimiert.

Die psychische Belastung, die daraus entsteht, ist erheblich. Wer sich nicht gesehen, nicht ernst genommen, nicht bestätigt fühlt, beginnt an sich selbst zu zweifeln. Die Selbstwahrnehmung kollabiert unter dem Gewicht professioneller Ignoranz. Aus der Angst wird Scham, aus der Unsicherheit Verzweiflung. Viele dieser Patienten entwickeln sekundäre psychische Störungen – Depressionen, Angststörungen, soziale Rückzugsphänomene. Andere suchen Halt in alternativen Heilverfahren, in radikalen Selbstdiagnosen oder im Misstrauen gegenüber dem gesamten Gesundheitssystem. Die medizinische Gleichgültigkeit hat in diesen Fällen eine doppelte Wirkung: Sie unterlässt nicht nur die Hilfe, sondern erzeugt zusätzlichen Schaden.

4. Die fatale Dynamik zwischen medizinischer Gleichgültigkeit und Patientenmisstrauen

In einer Gesellschaft, in der der Zugang zu medizinischem Wissen nicht mehr exklusiv ist, in der Patienten sich vor, während und nach Arztkontakten über Internet, soziale Medien und Patientenforen informieren, ist Vertrauen eine zunehmend fragile Ressource. Dieses Vertrauen lebt nicht nur von fachlicher Kompetenz, sondern vor allem von der Erfahrung, als Mensch wahrgenommen und respektiert zu werden. Gleichgültigkeit wirkt in diesem Zusammenhang wie ein Gift, das sich langsam, aber sicher in die Beziehung einschleicht.

Patienten, die Gleichgültigkeit erfahren, beginnen zu zweifeln – nicht nur an der Person, sondern an der Institution. Aus punktuellem Unbehagen wird strukturelles Misstrauen. Dieses Misstrauen hat weitreichende Folgen: Es führt zu Therapieverweigerung, Arztwechseln, Konflikten, Aggressionen, Verschwörungsglauben und einer Erosion der gesellschaftlichen Akzeptanz medizinischer Autorität. Die öffentliche Debatte über ärztliches Verhalten, die wachsende Kritik an der Schulmedizin, die Popularität alternativer Behandlungsmethoden – all dies ist nicht nur Ausdruck ideologischer Differenzen, sondern oft auch Reaktion auf reale Erfahrungen medizinischer Entfremdung.

Die fatale Dynamik zwischen medizinischer Gleichgültigkeit und Patientenmisstrauen ist ein Kreislauf, der sich selbst stabilisiert: Je gleichgültiger das System agiert, desto misstrauischer werden die Patienten. Je misstrauischer die Patienten werden, desto mehr ziehen sich die Behandelnden zurück – aus Selbstschutz, aus Abwehr, aus Überforderung. Dieser Rückzug wiederum wird von den Patienten als erneute Kälte erlebt – und verstärkt das Misstrauen. Die medizinische Beziehung droht in diesem Zirkel ihre dialogische Struktur zu verlieren. Was bleibt, ist Interaktion ohne Beziehung, Kommunikation ohne Vertrauen, Versorgung ohne Begegnung.

5. Berichte aus der Praxis: Stimmen von Betroffenen und Angehörigen

Zahlreiche Berichte von Patientinnen, Patienten und Angehörigen zeigen eindrucksvoll, wie verletzend medizinische Gleichgültigkeit erlebt wird. Eine junge Frau mit chronischen Schmerzen beschreibt, wie ihr immer wieder gesagt wurde, sie solle sich nicht so anstellen. Ein älterer Mann berichtet, dass niemand mit ihm sprach, als er nach einer Diagnose weinte. Eine Mutter schildert, wie ihr schwerkranker Sohn ohne Erklärung auf einen anderen Flur verlegt wurde, ohne dass sie wusste, warum. Diese Berichte sind nicht spektakulär, nicht skandalisierend – aber sie sind ehrlich, eindringlich, erschütternd.

Was sie verbindet, ist das Gefühl, nicht als Mensch wahrgenommen worden zu sein. Es ist nicht der Mangel an Medikamenten, nicht der Fehler in der Behandlung, nicht der Mangel an Technik, der diese Erfahrungen so schmerzhaft macht – sondern der Mangel an Hinwendung. Die Erfahrung, dass niemand sich interessiert hat. Dass niemand gefragt hat, was man braucht, was man fühlt, was man hofft oder fürchtet. Diese Leerstelle – die Leerstelle der Zuwendung – ist es, die Leiden vertieft, Schmerz vergrößert, Angst eskaliert.

Solche Berichte sind mehr als Einzelfälle. Sie sind Ausdruck eines strukturellen Problems, das sich nicht durch Qualitätsmanagement, Prozessoptimierung oder

Patientenbefragungen beheben lässt. Sie zeigen, dass medizinische Versorgung ohne menschliche Nähe nicht nur unvollständig, sondern gefährlich ist. Denn sie lässt den Menschen allein – dort, wo er am verletzlichsten ist.

Kapitel 6: Die stille Verrohung – Gleichgültigkeit als soziales Phänomen im Team

1. Gruppendynamik in medizinischen Hierarchien

Die soziale Architektur medizinischer Einrichtungen ist geprägt von ausgeprägten Hierarchien, sowohl formell als auch informell. Ärztliche Ränge, pflegerische Strukturen, disziplinäre Zuständigkeiten und institutionelle Abgrenzungen formen ein System, das auf klaren Rollen basiert. In diesem Gefüge entstehen spezifische Machtverhältnisse, Verhaltensregeln und unausgesprochene Erwartungen, die das tägliche Miteinander nicht nur organisieren, sondern auch tiefgreifend beeinflussen. Gruppenverhalten im medizinischen Umfeld ist daher nicht bloß kollegiales Miteinander, sondern ein durch soziale Mechanismen geprägter Interaktionsraum, der Normen erzeugt, stabilisiert und kontrolliert.

Diese Dynamik birgt große Risiken für die Entwicklung von Gleichgültigkeit als kollektive Haltung. Denn innerhalb medizinischer Teams wirken soziale Anpassungsprozesse mit besonderer Intensität. Wer dazugehören will, muss sich nicht nur fachlich bewähren, sondern auch emotional einfügen. Das bedeutet oft, eigene Zweifel, Gefühle oder ethische Dissonanzen zugunsten eines konsistenten Teamverhaltens zurückzustellen. Die informellen Regeln – „so machen wir das hier", „da musst du drüberstehen",

„das ist halt Alltag" – prägen das moralische Klima ebenso stark wie Leitlinien oder Gesetze.

Insbesondere Berufsanfängerinnen und -anfänger erleben diese Dynamik als tiefgreifende Herausforderung. Ihre ursprüngliche Haltung – geprägt von Idealismus, Mitgefühl und ethischem Anspruch – gerät früh unter Druck. Sie beobachten, dass erfahrene Kolleginnen und Kollegen Distanz wahren, auf Emotionen verzichten, auf Effizienz bestehen. Wer sich nicht anpasst, riskiert soziale Isolation, subtile Abwertung oder sogar offene Kritik. So beginnt ein schleichender Anpassungsprozess: Aus moralischer Intuition wird innerer Rückzug, aus empathischer Bereitschaft ein funktionales Verhalten. Die Gruppe prägt den Einzelnen – nicht durch Überzeugung, sondern durch stillen Druck.

2. Der Zynismus als kollektive Schutzmauer gegen emotionale Überlastung

Zynismus ist eine weit verbreitete Reaktion auf chronische Überforderung, institutionellen Stillstand und moralische Erschöpfung. In medizinischen Teams entwickelt er sich oft als Ausdruck tief empfundener Frustration. Wenn das System überlastet ist, wenn Patientenschicksale sich in hoher Frequenz wiederholen, wenn eigene Ideale regelmäßig an der Realität zerschellen, dann wird die emotionale Abwehr zur Überlebensstrategie. Zynismus ermöglicht

Distanz, schützt vor Nähe, bewahrt das Funktionieren. Die Ironie, der Spott, die resignative Bemerkung: All dies sind Zeichen eines Selbstschutzes, der nicht auf Kälte beruht, sondern auf Schmerz.

Als kollektive Haltung ist Zynismus besonders wirksam. Er verbindet, stabilisiert, schafft ein Wir-Gefühl unter den Belasteten. In humorvoller Form äußert sich ein geteiltes Leiden, das anderenfalls sprachlos bliebe. Doch der Preis ist hoch. Denn Zynismus ist nicht neutral. Er verändert die Wahrnehmung. Er formt die Sprache. Er verzerrt die Realität. Patienten werden nicht mehr als Menschen in Not gesehen, sondern als lästige Fälle, als überforderte Klienten, als „die von Zimmer 12". Angehörige werden zu „den Nervigen", komplexe Fälle zu „den Psychos". Was einst als Ausnahme galt, wird zur Grundhaltung: das emotionale Abschalten, die Verachtung des Bedarfs, die Abwehr des Mitgefühls.

In dieser Atmosphäre wird jeder empathische Impuls durch kollektive Abwertung relativiert. Das Lachen über eine leidende Patientin, der sarkastische Kommentar zur Angst eines Kindes, der spöttische Blick bei einem Todesfall – sie erscheinen im Moment wie harmlose Entlastung. Doch sie prägen das Klima dauerhaft. Zynismus ist ein psychisches Sedativum mit Nebenwirkungen: Er entlastet kurzfristig, aber zerstört langfristig die ethische Widerstandskraft.

3. Schweigen, Mitläufertum und das Verschwinden moralischer Verantwortung

Die in Teams dominanten Haltungen und Verhaltensmuster wirken über einfache Nachahmung hinaus. Sie schaffen eine normative Ordnung, die vorgibt, was gesagt werden darf, was verschwiegen werden muss und was tabu ist. In solchen sozialen Feldern ist das Schweigen ein zentrales Element der Machterhaltung. Es stabilisiert bestehende Ungleichgewichte, schützt etablierte Routinen und verhindert Wandel. Wer schweigt, entzieht sich der Verantwortung – aber zugleich auch der Möglichkeit, ethisch zu handeln.

Besonders problematisch ist das Schweigen gegenüber grenzwertigem oder offen verletzendem Verhalten. Ein abwertender Umgangston mit Patienten, das absichtliche Ignorieren von Bedürfnissen, ein sarkastisches Kommentar über psychisch Kranke – all das kann zum Alltag gehören, ohne je offen thematisiert zu werden. Die Reaktionen darauf folgen einem bekannten Muster: man schaut weg, macht weiter, distanziert sich innerlich, aber bleibt äußerlich angepasst. Der moralische Impuls, der eingreifen will, wird unterdrückt – nicht aus Gleichgültigkeit, sondern aus Angst vor Konflikten, vor Ausgrenzung, vor einem Alleingang ohne Rückhalt.

Diese Dynamik führt zu einer kollektiven Erosion moralischer Verantwortung. Verantwortung wird diffus, unsichtbar, aufgelöst in Zuständigkeiten. Jede und jeder tut „nur seinen Job". Das Leiden des Patienten wird zur Nebenwirkung der Organisation, nicht zum Gegenstand persönlicher Sorge. Auf diese Weise entsteht ein System, in dem ethisches Verhalten nicht mehr erwartet wird, weil es nicht systematisch geschützt ist. Das Wegsehen wird zum Ethos – nicht explizit, aber spürbar. Wer hinsieht, riskiert, allein zu stehen.

4. Soziale Sanktionen gegenüber empathischen Kolleginnen und Kollegen

Empathie ist im medizinischen Diskurs zwar offiziell erwünscht, in der alltäglichen Praxis jedoch häufig unerwünscht. Wer sich empathisch verhält, gerät nicht selten unter Druck. Der empathische Kollege stört den Ablauf, verlangt mehr Zeit, stellt unbequeme Fragen, weckt Emotionen, die das Team längst verdrängt hat. Er erinnert an das, was man selbst aufgegeben hat: die Nähe, das Zuhören, das ethische Ringen. In einem funktionalen System ist diese Erinnerung unbequem – sie wird abgewehrt, verdrängt oder ironisiert.

Diese Abwehr geschieht selten offen, sondern über subtil-soziale Mechanismen: Man nimmt die empathische Kollegin aus Gesprächen aus, macht spöttische Bemerkungen über ihren „Idealismus", zieht sie nicht mehr zu Entscheidungsprozessen hinzu oder lässt sie symbolisch

„ausbrennen", indem man ihr die emotional aufwendigsten Patienten zuteilt. Der soziale Druck wirkt still, aber massiv. Wer sich nicht fügt, riskiert Ausgrenzung – nicht formell, aber spürbar.

Besonders belastend ist diese Erfahrung für junge Medizinerinnen und Mediziner. Sie erleben den Konflikt zwischen ethischem Anspruch und systemischer Realität als existenziell. Viele erleben innere Krisen, erwägen den Berufsausstieg, wechseln in andere Sektoren oder entwickeln zynische Abwehrmechanismen, um sich selbst zu schützen. Auf diese Weise verliert das System jene Menschen, die es eigentlich dringend bräuchte: die Mitfühlenden, die Nachdenklichen, die ethisch Wachbleibenden.

5. Kultur des Wegsehens: wenn Fehlverhalten zur Norm wird

Der vielleicht gravierendste Effekt gleichgültiger Teamkulturen ist die Normalisierung von Fehlverhalten. Was als moralisch inakzeptabel galt, wird durch ständige Wiederholung und kollektives Schweigen zum akzeptierten Standard. Diese Normalisierung verläuft unspektakulär, schleichend, still. Kein dramatischer Bruch kündigt sie an – sondern viele kleine, fast unmerkliche Grenzverschiebungen. Ein Patient wird angeschrien, und niemand sagt etwas. Ein Sterbender wird allein gelassen, und alle gehen nach Hause.

Ein Kollege äußert offen Verachtung, und niemand widerspricht. Je häufiger solche Situationen auftreten, desto mehr verflüchtigt sich das moralische Empfinden. Was bleibt, ist ein funktionales System, das auf Stabilität, nicht auf Menschlichkeit ausgerichtet ist. Diese Stabilität hat einen Preis: Sie erzeugt Gleichgültigkeit als strukturelle Norm. Wer sie verletzt, bringt das System in Unruhe. Und deshalb wird nicht nur Fehlverhalten geduldet, sondern Mitgefühl verdrängt. Die Organisation schützt nicht das Ethos, sondern den Ablauf. Die Menschlichkeit ist kein Ziel mehr, sondern eine Störung.

In einer solchen Kultur ist ethischer Widerstand nur noch schwer möglich. Er erscheint irrational, ineffizient, störend. Und doch ist er nötig – denn ohne ihn verliert das medizinische System seine Legitimität. Wo Wegsehen zur Regel wird, stirbt das Gewissen. Und wo das Gewissen schweigt, beginnt die Verrohung. Nicht laut, nicht sichtbar, nicht gewaltsam – aber tödlich.

Kapitel 7: Ausbildung ohne Haltung? Die Rolle der medizinischen Lehre

1. Akademisierung versus Menschlichkeit: Curricula ohne Empathieschulung

Die Entwicklung der medizinischen Lehre hin zu einem wissenschaftlich-akademischen System war historisch notwendig und in vieler Hinsicht auch ein Fortschritt. Sie brachte die Medizin aus dem Bereich spekulativer Heilkunde in die Sphäre naturwissenschaftlicher Methodik und empirischer Evidenz. Heute jedoch zeigt sich eine bedenkliche Schieflage: Während naturwissenschaftliche Inhalte in der Ausbildung präzise und in großer Tiefe vermittelt werden, bleibt die humane Dimension des ärztlichen Handelns weitgehend unberücksichtigt. Die Medizin ist akademisch geworden – aber an vielen Stellen ist sie dabei, ihren Charakter als heilender, mitmenschlicher Beruf zu verlieren.

Die curriculare Struktur spiegelt diese Verschiebung wider. Der überwiegende Teil des Medizinstudiums besteht aus biologischen, chemischen, physikalischen, pathophysiologischen und pharmakologischen Inhalten. Menschliche Kommunikation, psychosoziale Krankheitskonzepte, emotionale Dynamiken oder ethische Konflikte erscheinen demgegenüber als marginalisierte Lerninhalte – wenn sie überhaupt systematisch vorkommen. Und selbst dort, wo sie curricular vorgesehen sind, fehlt oft der Raum für echte

Auseinandersetzung, persönliche Entwicklung und emotionale Rückkopplung.

Hinzu kommt eine Grundhaltung, die in vielen Fakultäten latent mitschwingt: Dass Empathie eine Sache der Persönlichkeit sei, die man habe oder nicht – aber keine Kompetenz, die gezielt gefördert, geschützt und kultiviert werden kann. Diese Annahme ist nicht nur empirisch falsch, sondern gefährlich. Denn sie lässt die Ausbildung in einem ethischen Vakuum, in dem Studierende auf sich allein gestellt bleiben, wenn es um Fragen der inneren Haltung geht. Wer in einem derart funktionalisierten System studiert, erfährt zwar viel über Krankheiten – aber wenig über das Menschsein in Krankheit. Die Gleichgültigkeit, die im klinischen Alltag so häufig anzutreffen ist, beginnt hier – im systematischen Verschweigen der emotionalen Realität medizinischen Handelns.

2. Prüfungskultur, Notendruck und die Entkopplung von Theorie und Praxis

Die Logik der medizinischen Ausbildung folgt zunehmend den Prinzipien einer standardisierten Leistungsgesellschaft. Prüfungen sind umfangreich, hochfrequent und strikt formalisiert. Die Studierenden müssen in kürzester Zeit große Mengen an Informationen memorieren, deren Relevanz im klinischen Alltag häufig nicht nachvollziehbar ist. Die Prüfung wird zum Selbstzweck. Die Inhalte dienen nicht mehr der Bildung eines ärztlichen Bewusstseins, sondern der Bewältigung eines rigiden Auslesesystems.

Die Auswirkungen dieser Prüfungslogik auf die Haltung künftiger Ärztinnen und Ärzte sind erheblich. Zeit für Nachdenklichkeit, Zweifel, persönliche Entwicklung oder ethische Auseinandersetzung bleibt kaum. Alles, was nicht prüfungsrelevant ist, erscheint sekundär – und damit auch alles, was das Menschliche betrifft: die Selbstreflexion, das Verstehen von Patientenwelten, die Entwicklung einer achtsamen Beziehungskultur. Diese Reduktion auf das Funktionale, Abrufbare und Technische erzeugt eine Wahrnehmung der Medizin, die kognitiv scharf, aber emotional blind ist.

Besonders problematisch ist dabei die Entkopplung von Theorie und gelebter Praxis. In vielen Ausbildungsabschnitten erfolgt das Lernen in einer künstlichen Welt – in Hörsälen, an Tabellen, in Fragensammlungen –, während die Realität des ärztlichen Handelns ganz andere Anforderungen stellt: Zuhören, Aushalten, Kommunizieren, Entscheiden im Ungewissen, Begleiten im Sterben. Zwischen diesen Welten besteht oft kaum Verbindung. Die Studierenden lernen, Fakten wiederzugeben, aber nicht, sich selbst im professionellen Handeln zu verorten. Sie können differenzieren, aber nicht deuten. Sie können benennen, aber nicht begegnen. Diese Kluft erzeugt eine innere Leere, in der Gleichgültigkeit gedeihen kann – nicht als Haltung des Desinteresses, sondern als Folge fehlender Integration zwischen Wissen und Wirklichkeit.

3. Frühe Indoktrination in ein System der Effizienz und Sachlichkeit

Bereits in den ersten Semestern lernen Medizinstudierende, dass Effizienz, Distanz und Fachlichkeit zentrale Tugenden des ärztlichen Berufs sind. Das Ideal der Professionalität wird häufig mit Kühle, Sachlichkeit und Unerschütterlichkeit gleichgesetzt. Wer zu emotional agiert, gilt als unsicher, instabil oder ineffizient. Die Institution vermittelt so ein Bild des Arztes, der zwar wissend, aber nicht berührt ist; der zwar leistungsfähig, aber nicht verwundbar erscheint; der zwar handelt, aber nicht wirklich begegnet.

Diese Prägung ist tiefgreifend – sie wirkt nicht durch formale Lehre, sondern durch das implizite Curriculum: durch Vorbilder, nonverbale Signale, institutionelle Routinen.

Die praktische Ausbildung, vor allem in den klinischen Abschnitten, verstärkt diese Entwicklung. Studierende werden in ein System eingeführt, das unter massivem Zeitdruck, chronischem Personalmangel und hoher struktureller Belastung steht. Sie erleben, wie Oberärztinnen Visiten im Minutentakt abarbeiten, wie Pflegekräfte an ihre Grenzen stoßen, wie niemand mehr wirklich zuhört. Und sie lernen schnell: Wer bestehen will, muss funktionieren. Wer

Aufmerksamkeit zeigt, wird ausgebremst. Wer stehenbleibt, stört den Fluss.

Diese frühen Erfahrungen hinterlassen Spuren. Viele junge Mediziner verlieren in diesen ersten praktischen Jahren ihre emotionale Offenheit. Nicht aus Gleichgültigkeit, sondern aus Überlebensinstinkt. Sie schützen sich, indem sie sich verschließen. Sie rationalisieren ihr Verhalten, weil niemand es anders vorlebt. Sie passen sich an ein System an, das sie nicht vorbereitet, sondern formt. Und so beginnt jene stille Transformation, die so viele Berichte von Studierenden und Assistenzärztinnen prägt: der Verlust einer inneren Orientierung, die Aufgabe eines empathischen Ideals, das allmählich durch Distanz ersetzt wird. Gleichgültigkeit ist hier nicht Ergebnis einer Entscheidung – sondern Resultat eines Bildungssystems, das keine Haltung lehrt.

4. Empathie als „soft skill" oder unverzichtbare Kompetenz?

In der medizinischen Rhetorik gilt Empathie als wünschenswerter Zusatz. Sie erscheint in Leitbildern, in Patientenbroschüren, in Qualitätsstandards – aber selten im Zentrum des professionellen Lernens. Ihre Klassifikation als „soft skill" suggeriert, dass es sich um eine weiche, optionale Fähigkeit handelt, die dem harten Kern der medizinischen Kunst nur beiläufig beigesellt ist. Diese

Einordnung ist fatal. Denn sie untergräbt das Verständnis davon, was ärztliches Handeln im Kern ausmacht. Empathie ist kein emotionales Extra. Sie ist die Voraussetzung für Verstehen. Nur wer sich in den Anderen einfühlen kann, versteht den Bedeutungsgehalt von Symptomen, erkennt die Brüche in der Lebensgeschichte, hört, was zwischen den Worten gesagt wird. Ohne Empathie ist der ärztliche Blick blind für das Subjektive – und damit für die Hälfte der Wirklichkeit. Zugleich ist Empathie der Schlüssel zu gelingender Kommunikation, zur Erhöhung der Adhärenz, zur Reduktion von Missverständnissen und Fehlern. Ihre Abwertung zu einem „weichen Faktor" offenbart eine strukturelle Missachtung der anthropologischen Tiefe der Medizin.

Die Folgen dieser Missachtung sind sichtbar: Ärztinnen und Ärzte, die nicht gelernt haben, mit Mitgefühl umzugehen, fühlen sich schutzlos. Sie entwickeln Abwehrmechanismen, rationalisieren, ziehen sich zurück oder empfinden Mitgefühl als Bedrohung ihrer Handlungsfähigkeit. Was fehlt, ist eine systematische Schulung in der Frage: Wie kann man empathisch sein, ohne sich zu verlieren? Wie kann man Nähe zulassen, ohne sich auszubrennen? Wie kann man emotional präsent bleiben, ohne die eigene Stabilität zu gefährden? Diese Fragen werden kaum gestellt – und deshalb bleiben viele ärztliche Biografien auf sich selbst zurückgeworfen, ohne innere Sicherheit, ohne emotionalen Halt.

5. Ansätze für eine ethisch-emotionale Bildungsreform in der Medizinerausbildung

Eine humane Medizin braucht humane Bildung. Sie braucht eine Lehre, die nicht nur Wissen vermittelt, sondern Haltung entwickelt. Die Studierenden nicht auf Prüfungen vorbereitet, sondern auf Beziehungen. Die nicht nur Symptome lehrt, sondern auch Bedeutungen. Eine solche Reform muss auf mehreren Ebenen ansetzen: curriculär, institutionell, kulturell.

Curriculär bedeutet das, dass Empathie, Ethik, Kommunikation und Selbstreflexion nicht als Randthemen, sondern als integrale Bestandteile des Studiums behandelt werden müssen – vom ersten Semester an, nicht erst im Wahlpflichtbereich. Es braucht Seminare, in denen über Werte gesprochen wird. Räume, in denen Unsicherheit erlaubt ist. Formate, in denen über Ohnmacht, Nähe, Schuld und Zweifel offen diskutiert werden darf. Und es braucht Menschen, die diese Räume halten können – nicht als Dozenten, sondern als Begleiter, als Persönlichkeiten, als ärztliche Vorbilder.

Institutionell bedeutet Reform, dass Organisationen den Mut aufbringen müssen, Menschlichkeit nicht nur rhetorisch, sondern strukturell zu verankern. Dass Zeit für Reflexion nicht als Luxus gilt, sondern als Notwendigkeit. Dass Studierende nicht nur nach Leistung beurteilt werden, sondern auch nach Haltung. Dass Fürsorge nicht als

Schwäche abgewertet wird, sondern als Ausdruck von Professionalität.

Kulturell schließlich bedeutet es, dass sich das medizinische Selbstverständnis ändern muss: Weg vom Mythos der Unverletzbarkeit, hin zu einem realistischen, menschlichen Bild des Arztes – als Wissender und zugleich Zweifelnder, als Handelnder und zugleich Hörender, als Professioneller und zugleich Mitfühlender. Erst dann kann sich die Gleichgültigkeit, die in der medizinischen Ausbildung so oft ihren Anfang nimmt, in eine neue Form der Aufmerksamkeit verwandeln: eine Haltung, die den Menschen sieht, bevor sie handelt.

Kapitel 8: Gleichgültigkeit als Schutzmechanismus – Notwendig oder gefährlich?

1. Psychologische Schutzstrategien in hochbelasteten Berufen

Die medizinische Praxis ist von einer besonderen Konstellation geprägt: Ärztinnen, Ärzte und Pflegekräfte begegnen täglich Menschen in existenziellen Ausnahmesituationen. Sie werden mit Schmerz, Angst, Verzweiflung, Hoffnungslosigkeit und Tod konfrontiert. Dabei stehen sie selbst unter großem Leistungsdruck, tragen immense Verantwortung und müssen in kurzer Zeit folgenschwere Entscheidungen treffen. Diese emotionale und kognitive Überforderung verlangt nach psychischen Schutzmechanismen, die das Handeln ermöglichen, ohne dass die Beteiligten innerlich zerbrechen.

Zu diesen Schutzmechanismen zählen unter anderem Rationalisierung, kognitive Distanziertheit, Depersonalisierung des Gegenübers, Humor, Sarkasmus, Arbeitsverdrängung und ein starker Rückzug auf das Fachliche. In der klinischen Psychologie werden diese Phänomene als Bewältigungsstrategien beschrieben, die kurzfristig entlasten, langfristig aber zu innerer Leere führen können. Gerade in helfenden Berufen sind sie paradoxerweise oft am stärksten ausgeprägt – nicht, weil die Betroffenen gefühllos sind, sondern weil sie ursprünglich besonders empathisch waren.

Diese Schutzmechanismen entfalten sich schleichend, oft unbemerkt. Sie entstehen nicht aus Überzeugung, sondern aus Notwendigkeit. Wer täglich mit schwerem Leid konfrontiert ist und gleichzeitig keine Möglichkeit zur Verarbeitung erhält, sucht unbewusst nach Wegen, um das eigene Gleichgewicht zu bewahren. Die Gleichgültigkeit, die daraus entsteht, ist ein Schutzpanzer: ein Versuch, handlungsfähig zu bleiben, ohne emotional unterzugehen. Sie ist nicht Ausdruck von Kälte, sondern von Schmerz, der keinen Ausdruck finden durfte.

2. Die Grenze zwischen Selbstschutz und emotionaler Kälte

So hilfreich Schutzmechanismen kurzfristig sein mögen – sie bergen langfristig die Gefahr, sich zu verselbstständigen. Was als temporäre Distanzierung beginnt, kann sich zu einem dauerhaften Zustand emotionaler Abkapselung entwickeln. Die Grenze zwischen professioneller Abgrenzung und emotionaler Kälte ist dabei fließend, schwer erkennbar und individuell unterschiedlich.

Ein erster Hinweis auf diese Grenzüberschreitung ist die Veränderung der Sprache. Patientinnen und Patienten werden nicht mehr als Menschen, sondern als „Fälle", „Nummern", „Diagnosen" oder „Räume" bezeichnet. Ihre Individualität wird durch Kategorien ersetzt, ihre Geschichten durch Abkürzungen, ihre Gefühle durch

Funktionsbegriffe. Auch die Kommunikation verändert sich: Sätze werden kürzer, Gespräche technischer, Blickkontakte seltener, Berührungen funktionaler. Die Beziehung wird reduziert auf das Notwendige – das Menschliche tritt zurück.

Ein weiterer Indikator ist der Verlust innerer Resonanz. Früher berührende Situationen – etwa ein Todesfall, ein Abschied, ein Weinen – lösen keine Regung mehr aus. Die eigene Erschütterbarkeit ist verschwunden. Man merkt es nicht sofort – aber man spürt irgendwann, dass man nichts mehr spürt. Dieser Zustand ist gefährlich. Nicht, weil er falsch oder böse wäre – sondern weil er zeigt, dass das psychische Gleichgewicht nicht mehr durch Reflexion, sondern durch Verdrängung aufrechterhalten wird. Es handelt sich um eine seelische Narkose – notwendig, aber bedrohlich, wenn sie dauerhaft wird.

3. Empathie als Risiko: emotionale Erschöpfung durch Nähe

Empathie ist ein zentrales Element heilender Beziehungen – aber sie ist zugleich eine emotionale Ressource, die erschöpft werden kann. Wer sich empathisch auf Menschen einlässt, teilt ihre Gefühle, ihre Ängste, ihre Unsicherheiten. Dies ist eine hoch anspruchsvolle psychische Leistung. Sie verlangt nicht nur Offenheit, sondern auch Regulation,

Verarbeitung und Selbstbezug. Wenn diese nicht möglich sind, wird Empathie zur Last.

In der medizinischen Versorgung führt dieser Umstand zu einem typischen Dilemma: Wer sich einlässt, riskiert Erschöpfung. Wer sich abgrenzt, riskiert Gleichgültigkeit. Zwischen diesen Polen pendeln viele medizinisch Tätige über Jahre hinweg, ohne ein stabiles Gleichgewicht zu finden. Besonders gefährdet sind Berufsgruppen mit hoher emotionaler Nähe – etwa in der Palliativmedizin, der Kinderonkologie, der Notfallversorgung, der Psychiatrie oder der Intensivpflege.

Diese emotionale Erschöpfung kann sich in verschiedenen Symptomen zeigen: Schlafstörungen, innere Leere, Rückzug, Zynismus, psychosomatische Beschwerden, Konzentrationsprobleme oder der Verlust des Sinnempfindens. Häufig entwickelt sich ein sekundärer Zynismus, der dazu dient, die zunehmende emotionale Taubheit zu rationalisieren. Man beginnt, sich über Patienten lustig zu machen, distanziert sich sprachlich, bagatellisiert die eigene Rolle – nicht aus Arroganz, sondern aus Schutzbedürfnis. Diese Prozesse sind verständlich, aber auch gefährlich: Sie führen zu einem schleichenden Identitätsverlust, in dem die eigene ärztliche oder pflegerische Rolle nicht mehr als sinnvoll erlebt wird. Der Mensch funktioniert – aber er lebt nicht mehr innerlich mit.

4. Die Rolle der Resilienzförderung in der professionellen Selbstfürsorge

Resilienz – verstanden als die Fähigkeit, Belastung nicht nur zu ertragen, sondern in ihr handlungsfähig zu bleiben – ist im medizinischen Kontext eine Schlüsselressource. Doch sie entsteht nicht von selbst. Sie ist kein individuelles Talent, sondern das Ergebnis aus persönlicher Kompetenz, organisationaler Unterstützung und kultureller Anerkennung. Wer resilient bleiben will, braucht ein stabiles berufliches Umfeld, in dem Mitgefühl nicht zur Gefahr wird.

Zur Resilienz gehören Selbstbeobachtung, Selbstfürsorge, emotionale Regulation, gesunde Grenzen, kollegiale Rückkopplung und die Fähigkeit, sich in belastenden Situationen Hilfe zu holen. Diese Fähigkeiten können und müssen erlernt werden. Doch in vielen medizinischen Systemen fehlt es an strukturierten Angeboten, um sie zu entwickeln. Es gibt kaum Räume für Supervision, kaum Zeit für kollegialen Austausch über ethische Belastungen, kaum institutionelle Kultur des Innehaltens. Stattdessen herrscht eine implizite Erwartung, dass man „damit klarkommt".

Dabei ist das Gegenteil notwendig. Medizinische Einrichtungen müssten Resilienzförderung aktiv betreiben: durch verpflichtende Reflexionsformate, durch ethische Fallbesprechungen, durch integrierte Supervision, durch transparente Fehlerkultur, durch menschliche Führung, durch Ermöglichung von Trauer, Zweifel und persönlichem

Ausdruck. Nur dort, wo das Emotionale Raum hat, kann Gleichgültigkeit als Schutzreaktion vermieden werden. Und nur dort, wo Menschen lernen, wie man sich selbst schützt, ohne andere zu verletzen, entsteht eine professionelle Kultur der Mitmenschlichkeit.

5. Möglichkeiten der Abgrenzung ohne ethischen Rückzug

Abgrenzung ist kein Verrat an der ärztlichen oder pflegerischen Ethik. Sie ist ein notwendiger Bestandteil professionellen Handelns. Aber sie muss bewusst, reflektiert und verantwortungsvoll geschehen. Abgrenzung bedeutet nicht, sich abzuwenden – sondern die Grenze zwischen Ich und Du zu wahren, ohne das Du zu entwerten. Es geht darum, mit dem Leid in Kontakt zu bleiben, ohne sich davon verschlingen zu lassen.

Diese Form der Haltung kann man als „resonante Distanz" oder auch als „verbundene Selbstbegrenzung" bezeichnen. Sie erlaubt Nähe, ohne Überwältigung. Sie hält Mitgefühl lebendig, ohne in Mitleid zu kippen. Sie bewahrt die Professionalität, ohne in Kälte zu verfallen. Um diese Haltung zu entwickeln, braucht es Selbsterfahrung, regelmäßige Selbstreflexion und eine kontinuierliche Rückbindung an das eigene Berufsethos.

Ein zentraler Bestandteil dieser Haltung ist die Fähigkeit zur inneren Differenzierung: das Erkennen eigener

Überforderungsgrenzen, das frühzeitige Wahrnehmen innerer Warnsignale, das bewusste Einfordern von Unterstützung. Ebenso wichtig ist das Zulassen von Trauer, das Teilen von Belastung, das offene Benennen von Ohnmacht. Wer darüber sprechen kann, was ihn bewegt, bleibt in Bewegung. Wer verdrängt, verliert Resonanz.

Darüber hinaus bedarf es einer Kultur, in der Mitmenschlichkeit als Stärke gilt – nicht als Hindernis. In der Empathie belohnt wird – nicht sanktioniert. In der die ärztliche Haltung nicht am Output gemessen wird, sondern an der Qualität der Beziehung. Nur in einer solchen Kultur kann Gleichgültigkeit überwunden werden – nicht durch moralischen Appell, sondern durch strukturelle Ermöglichung einer Haltung, die Menschlichkeit schützt, ohne zu zerbrechen.

Kapitel 9: Wenn Systeme abstumpfen – institutionelle Gleichgültigkeit als Ausdruck strukturellen Versagens

1. Von der Haltung zur Struktur: Wie Organisationen Gleichgültigkeit erzeugen

Institutionelle Gleichgültigkeit ist mehr als die Summe individueller Gleichgültigkeiten. Sie entsteht dort, wo die Struktur einer Organisation selbst zur Trägerin einer Haltung wird – nämlich einer Haltung des systematischen Desinteresses gegenüber subjektiven Erfahrungen, individuellen Bedürfnissen und moralischen Spannungen. In medizinischen Einrichtungen äußert sich diese Haltung nicht nur durch unterlassene Zuwendung, sondern durch das Fehlen von Resonanzräumen, in denen die Menschlichkeit des Handelns überhaupt wahrgenommen werden könnte. Gleichgültigkeit wird auf diese Weise nicht mehr als persönliche Schwäche erlebt, sondern als unausweichlicher Bestandteil der institutionellen Wirklichkeit.

Diese strukturelle Entkopplung von Organisation und Ethik ist besonders gefährlich, weil sie oft nicht bewusst reflektiert wird. Organisationen agieren vermeintlich „wertneutral", da sie sich auf Prozesse, Richtlinien und Standardisierung berufen. Doch gerade darin liegt die Gefahr: In dem Maß, in dem das moralisch Geprägte nicht mehr als relevantes Element organisationaler Selbstbeschreibung gilt, verliert sich auch der institutionelle Bezug zum Patienten als Person. Das System spiegelt nicht mehr wider, dass es sich um menschliches Leid, um existentielle Fragilität, um moralisch hoch aufgeladene Situationen handelt. Die Organisation wird zur Verwaltungseinheit für biologisch-technische Vorgänge, nicht zur Trägerin ethischer Verantwortung.

Diese Form der Gleichgültigkeit ist deshalb so wirkmächtig, weil sie sich auf die Einzelnen überträgt. Die Beschäftigten spüren intuitiv, dass ihre moralischen Impulse im System keinen Ort haben. Die Struktur wirkt wie ein Filter, durch den ethisches Engagement weder sichtbar noch wirksam werden kann. Es entsteht eine stille Resignation, die nicht durch einzelne Entscheidungen entsteht, sondern durch die langfristige Erfahrung, dass das eigene Mitgefühl strukturell irrelevant ist.

2. Die Logik des Systems: Effizienz, Kontrolle, Standardisierung

Die moderne Medizin steht unter dem Imperativ der Optimierung. Qualitätsmanagement, Prozesssteuerung, Zeitmanagement, Kennzahlensysteme, Benchmarking und Zertifizierungsverfahren bestimmen den klinischen Alltag. Diese Instrumente sind nicht per se schlecht – sie können Fehler minimieren, Transparenz schaffen und Ressourcen besser verteilen. Doch ihre einseitige Dominanz verändert den Charakter der medizinischen Organisation grundlegend: Was zählt, ist das Kalkulierbare. Was zählt, ist das, was sich kontrollieren lässt. Und was sich nicht kontrollieren lässt – die spontane Begegnung, das ungeplante Gespräch, das Zögern angesichts eines schweren Schicksals – wird unsichtbar.

Diese Kontrolllogik erzeugt eine paradoxe Dynamik. Je mehr man versucht, die Organisation durch Vorgaben und Standards zu „sichern", desto mehr verliert sie ihre Fähigkeit zur menschlichen Selbstkorrektur. Zwischenmenschliche Signale – etwa das Gefühl eines Pflegehelfers, dass etwas nicht stimmt, obwohl die Werte unauffällig sind – finden im System keinen Platz, weil sie sich nicht belegen lassen. Die Organisation hört nicht mehr zu. Sie reagiert nur noch auf das, was messbar ist. Das bedeutet: Die Gleichgültigkeit ist nicht das Resultat einer fehlenden Emotion, sondern die Folge einer Struktur, die keine Emotion mehr braucht, um zu funktionieren.

Das systemische Primat der Kontrolle bringt eine Deprofessionalisierung der Akteure mit sich. Die Rollen werden durch Regelwerke, Checklisten und Vorgaben so eng definiert, dass individuelle Intuition, moralische Kreativität und persönliche Verantwortung zunehmend verdrängt werden. Die Akteurin oder der Akteur wird zur Schnittstelle zwischen System und Fall – nicht mehr zur moralisch eingebetteten Person, die mit anderen Menschen interagiert. In dieser Entmenschlichung liegt der Kern institutioneller Gleichgültigkeit.

3. Die Rolle von Führung und Managementkultur

Führung ist nicht nur Entscheidungskompetenz – sie ist immer auch kulturelle Setzung. Jede Führungskraft prägt das moralische Klima einer Organisation durch ihr Verhalten, ihre Sprache, ihre Prioritäten und durch das, was sie zulässt oder verhindert. In medizinischen Einrichtungen kommt dieser Rolle eine besondere Bedeutung zu. Denn wo mit kranken, verletzlichen und sterbenden Menschen gearbeitet wird, kann eine Führung, die rein auf Effizienz ausgerichtet ist, schwerwiegende ethische Folgen nach sich ziehen.

Eine gleichgültige Führung erkennt man nicht daran, dass sie explizit unmenschlich wäre – sondern daran, dass sie das Menschliche systematisch ignoriert. Sie fragt nicht: „Wie geht es den Mitarbeitenden?" Sie fragt: „Wie viele Überstunden sind noch vertretbar?" Sie fragt nicht: „Was bedeutet diese Entscheidung für den Umgang mit Patienten?" Sie fragt: „Wie wirkt sich das auf die Auslastung aus?" In dieser Logik wird Menschlichkeit zur nachgeordneten Kategorie, moralisches Nachdenken zur Privatsache. Verantwortung wird auf das Management reduziert – Ethik wird zur Randbemerkung.

Dabei wäre genau das Gegenteil nötig. Führungskräfte müssten sich als Ethikträger verstehen. Sie müssten nicht nur Leistung ermöglichen, sondern Haltung stärken. Nicht nur Ressourcen verwalten, sondern Dialogräume eröffnen.

Nicht nur Strategien entwickeln, sondern Sinn vermitteln. Eine gute Führung erkennt man nicht an der Zahl erfüllter Kennzahlen, sondern an der Tiefe der Gespräche, die in ihrer Umgebung geführt werden. Wo Führung schweigt, redet das System. Und das System kennt keine Empathie.

4. Organisatorische Blindheit für das Subjektive

Organisationen tendieren zur Reduktion von Komplexität. Sie müssen entscheiden, was sie als relevant betrachten – und was nicht. Dabei fallen subjektive Erfahrungen oft durch das Raster. Sie sind nicht vergleichbar, nicht dokumentierbar, nicht in Kennzahlen übersetzbar. In der Folge werden sie systematisch entwertet. Gefühle gelten als störend, Stimmungen als irrational, individuelle Wahrnehmungen als unzuverlässig. Die Organisation „sieht" nur, was sie messen kann – und „hört" nur, was sie erwartet.

Diese Blindheit für das Subjektive hat weitreichende Folgen. Patienten erleben sich nicht mehr als Subjekte, sondern als Objekte medizinischer Maßnahmen. Mitarbeitende erleben sich nicht mehr als Handelnde, sondern als Erfüller fremdbestimmter Vorgaben. Die Organisation reagiert nicht mehr auf innere Signale, sondern nur noch auf externe Kontrolle. Sie verliert die Fähigkeit zur moralischen Selbstwahrnehmung – ein Zustand, den man als ethische Taubheit bezeichnen kann.

Diese Blindheit lässt sich nicht durch mehr Daten oder komplexere Algorithmen überwinden. Sie kann nur durch strukturelle Öffnung korrigiert werden – durch Räume, in denen subjektive Erfahrungen nicht nur erlaubt, sondern erwünscht sind. Durch Formate, in denen über Gefühle gesprochen werden darf, ohne dass sie sofort in Handlung überführt werden müssen. Durch eine Kultur, in der Menschsein nicht als Risiko, sondern als Ressource gilt. Wo das gelingt, beginnt die Organisation wieder zu hören – und mit ihr auch die Menschen, die in ihr arbeiten.

5. Wege aus der strukturellen Abstumpfung

Strukturelle Gleichgültigkeit ist ein systemisches Phänomen – und daher auch nur systemisch überwindbar. Es genügt nicht, an die Moral einzelner Akteure zu appellieren. Es braucht einen institutionellen Wandel, der das Menschliche nicht nur duldet, sondern strukturell schützt. Dazu gehört zunächst das Eingeständnis, dass das System selbst krank geworden ist – nicht aus Böswilligkeit, sondern aus einseitiger Orientierung. Diese Diagnose ist unbequem, aber notwendig.

Die Therapie beginnt mit kleinen, konkreten Schritten: regelmäßige Supervisionen, in denen über emotionale Belastungen gesprochen wird; Teamsitzungen, in denen Raum für Selbstreflexion besteht; Leitlinien, die ethische Fragen integrieren, anstatt sie auszuklammern;

Entscheidungsprozesse, die Betroffene aktiv einbeziehen.

Aber es braucht auch strukturelle Reformen: ein Personalmanagement, das Fürsorge systematisch berücksichtigt; ein Controlling, das nicht nur Leistung, sondern auch Beziehung misst; ein Qualitätsverständnis, das Menschlichkeit nicht als Zusatz, sondern als Zielkriterium begreift.

Vor allem aber braucht es eine neue Vorstellung davon, was eine medizinische Organisation ist: kein Maschinenpark, kein Abrechnungssystem, kein Produktionsbetrieb – sondern ein soziales, ethisches, lebendiges Gefüge, in dem Menschen für Menschen handeln. Wenn diese Vorstellung wieder zur Richtschnur wird, kann Gleichgültigkeit nicht nur vermieden, sondern überwunden werden. Nicht durch mehr Effizienz – sondern durch mehr Aufmerksamkeit. Nicht durch Kontrolle – sondern durch Beziehung. Nicht durch Anweisung – sondern durch Haltung.

Kapitel 10: Leid ohne Echo – Die Perspektive der Patientinnen und Patienten

1. Die Erfahrung des Ungesehen-Seins im Krankheitsverlauf

Die Erfahrung, krank zu sein, stellt für viele Menschen eine radikale Unterbrechung ihrer Alltagsbiografie dar. Was vorher selbstverständlich war – körperliche Integrität, Selbstbestimmung, Planbarkeit – gerät ins Wanken. Hinzu kommt das Ausgeliefertsein an eine Welt, deren Sprache, Abläufe und Entscheidungsprozesse zunächst fremd sind.

In dieser neuen Welt suchen Patientinnen und Patienten nach Orientierung – und vor allem nach Anerkennung ihres Erlebens. Sie möchten nicht nur behandelt, sondern gesehen werden. Nicht nur verwaltet, sondern verstanden. Nicht nur als medizinischer Fall wahrgenommen, sondern als Mensch mit Geschichte, Werten, Beziehungen, Ängsten und Hoffnungen.

Das Gefühl des Ungesehen-Seins entsteht oft nicht durch grobe Versäumnisse, sondern durch eine Vielzahl kleiner, scheinbar unbedeutender Interaktionen: das Nichtantworten auf eine persönliche Bemerkung, das Übergehen emotionaler Regungen, das stumme Verlassen des Raumes, die Abarbeitung von Fragen ohne Augenkontakt. In der Summe ergibt sich ein Eindruck fundamentaler Entwertung. Die Patientin, der Patient fühlt sich nicht mehr als

Subjekt der eigenen Krankheitsgeschichte, sondern als Objekt in einem fremdgesteuerten Prozess.

Diese Entfremdung wird besonders dann schmerzhaft, wenn sie sich über einen längeren Zeitraum hinzieht. Was zunächst irritiert, wird zur inneren Gewissheit: Ich werde nicht gemeint. Meine inneren Zustände interessieren niemanden. Ich bin nicht Teil einer Beziehung, sondern Bestandteil eines Ablaufplans. Dieser Zustand erzeugt nicht nur emotionalen Schmerz, sondern auch einen Vertrauensverlust, der die gesamte therapeutische Beziehung gefährden kann.

2. Sprachlosigkeit, Isolation und das Verlorengehen der Subjektivität

In Krankheitssituationen verändert sich nicht nur der Körper, sondern auch die Fähigkeit zur Sprache. Vielen Menschen fehlen in belastenden Momenten die Worte, um ihr Erleben auszudrücken. Sie empfinden diffuse Ängste, existenzielle Sorgen, moralische Konflikte – aber finden keine Sprache dafür. Wenn sie dann auf medizinisches Personal treffen, das selbst in funktionale Redeweisen eingebunden ist, entsteht eine doppelte Sprachlosigkeit. Die eine Seite kann nicht sprechen, die andere hört nicht zu. Das Gespräch verstummt – nicht, weil niemand etwas zu sagen hätte, sondern weil der Raum für echte Begegnung fehlt.

Diese Sprachlosigkeit führt zur Isolation. Wer nicht gehört wird, zieht sich zurück. Wer keine Resonanz erfährt, verstummt innerlich. Was bleibt, ist ein Gefühl der Verlassenheit – mitten in einer Umgebung, die eigentlich fürsorglich sein sollte. Diese soziale Vereinsamung wird in der medizinischen Diskussion oft übersehen, weil sie nicht messbar ist. Sie ist kein Symptom, keine Diagnose, kein Code. Aber sie ist real. Sie frisst sich ins Erleben der Betroffenen, erzeugt Scham, Unsicherheit, Entfremdung.

Besonders dramatisch ist diese Erfahrung für Menschen, die ohnehin sozial verwundbar sind – etwa alte, chronisch kranke oder psychisch belastete Personen. Sie erleben das medizinische System oft nicht als rettend, sondern als verschließend. Ihre Subjektivität – ihre Gedanken, Gefühle, Perspektiven – wird systematisch marginalisiert. Was bleibt, ist der Körper als Träger von Daten – und das Ich, das sich aus dem System zurückzieht, weil es keinen Ort mehr darin findet.

3. Verletzungen durch Schweigen, Abwendung und funktionale Kommunikation

Nicht nur das Gesagte, sondern auch das Nichtgesagte hat Wirkung. Gerade in der Medizin entfaltet Schweigen oft eine immense Kraft – eine Kraft, die heilen oder verletzen kann. Ein schweigendes Dasein an einem Krankenbett kann Nähe stiften. Ein schweigendes Verlassen des

Raumes kann Isolation vertiefen. Es kommt auf die Haltung an – auf das, was im Schweigen mitschwingt: Interesse oder Desinteresse, Präsenz oder Flucht, Offenheit oder Verschlossenheit.

Viele Patientinnen und Patienten berichten von Momenten, in denen sie sich durch das Verhalten medizinischen Personals tief verletzt fühlten – nicht, weil etwas getan wurde, sondern weil etwas unterlassen wurde. Kein Blick, kein Wort, kein Innehalten. Diese Mikroverletzungen summieren sich zu einem Gefühl systematischer Abwertung. Man ist nicht wichtig genug, um angesprochen zu werden. Nicht bedeutsam genug, um bemerkt zu werden. Nicht menschlich genug, um berührt zu werden.

Die funktionale Kommunikation verstärkt diesen Eindruck. Sie ist technisch präzise, aber existenziell leer. Sie erklärt, was mit dem Körper geschieht, aber nicht, was das mit der Person macht. Sie informiert über Risiken, aber nicht über Hoffnungen. Sie klärt auf, aber begleitet nicht. Sie ist notwendig – und doch unzureichend. Denn der Mensch will nicht nur wissen, was passiert. Er will auch erfahren, dass jemand da ist, der mitgeht. Dass er nicht nur Objekt von Maßnahmen, sondern Gegenüber eines mitfühlenden Blicks ist.

4. Die Suche nach Sinn, Trost und Halt im medizinischen System

Die Konfrontation mit Krankheit bringt häufig existentielle Fragen mit sich. Warum trifft es mich? Was bedeutet das für mein Leben, für meine Beziehungen, für meinen Glauben? Wie gehe ich mit dem Verlust von Kontrolle, von Zukunft, von Identität um? Diese Fragen lassen sich nicht therapieren – aber sie lassen sich hören. Sie brauchen keine Lösung, sondern Resonanz. Keine Antworten, sondern Begleitung.

Doch viele Patientinnen und Patienten erleben das Gegenteil. Ihre Fragen werden als irrational abgetan, ihre Sinnsuche als Nebensache, ihre Trauer als ineffizient. Sie spüren, dass für ihr inneres Erleben kein Platz ist – weder im Zeitplan noch in der Sprache noch in der Haltung der Institution. So wird das medizinische System zu einem Ort, an dem körperlich geholfen, aber seelisch verlassen wird.

Dabei wäre gerade hier ein Raum möglich, der weit über medizinische Hilfe hinausgeht. Ein Raum, in dem Krankheit nicht nur bekämpft, sondern auch gedeutet wird. In dem nicht nur behandelt, sondern auch mitgetragen wird. In dem man nicht nur als Patient, sondern als Mensch erscheint – in all seiner Zerbrechlichkeit, mit seinen Fragen, seinem Glauben, seiner Geschichte. Dieser Raum muss nicht groß sein. Er beginnt mit einem ehrlichen Blick, einem stillen Dasein, einem offenen Ohr. Doch wo er fehlt, bleibt die Krankheit nicht nur körperlich, sondern auch seelisch unverbunden.

5. Der Wunsch nach Begegnung und die Sehnsucht nach Würde

Am Ende all dieser Erfahrungen steht ein Wunsch, der in nahezu allen Erzählungen schwerkranker Menschen mitschwingt: Ich möchte als Mensch gesehen werden. Dieser Wunsch ist nicht abstrakt. Er ist konkret, körperlich, psychisch. Er zeigt sich im Wunsch nach einem echten Blick, nach einer Berührung, nach einem Gespräch ohne Zeitdruck. Er zeigt sich im Bedürfnis, sich mitteilen zu dürfen – ohne Scham, ohne Urteil, ohne Eile.

Diese Sehnsucht ist auch eine nach Würde. Würde bedeutet nicht, dass alles gut wird – sondern dass jemand da ist, der mit einem bleibt, wenn es schwer wird. Dass das Ich bestehen bleibt, auch wenn der Körper zerfällt. Dass man nicht aufhört, Mensch zu sein, nur weil man krank geworden ist. Diese Würde kann man nicht verordnen. Man kann sie nur schenken – durch Haltung, durch Anwesenheit, durch das stille Versprechen: Du bist nicht allein.

In einer Zeit, in der Medizin immer präziser, technischer und effizienter wird, wächst die Gefahr, dass diese menschliche Dimension verloren geht. Doch je mehr sie verschwindet, desto größer wird die Sehnsucht danach. Und je größer die Sehnsucht, desto größer auch der Schmerz, wenn sie unerfüllt bleibt. Gleichgültigkeit ist deshalb nicht nur ein moralisches Problem. Sie ist ein Angriff auf das, was Menschen in ihrer Verletzlichkeit am meisten brauchen: den Beweis, dass sie zählen – nicht als Fall, sondern als Mensch.

Kapitel 11: Wenn Pflegende verstummen – Die stille Erschöpfung der helfenden Berufe

1. Die Nähe zum Leid als tägliche Herausforderung

Pflegekräfte gehören zu denjenigen Berufsgruppen, die im Gesundheitswesen die intensivste und kontinuierlichste Nähe zum menschlichen Leid erfahren. Anders als viele ärztliche Tätigkeiten, die punktuell oder episodisch stattfinden, ist pflegerische Arbeit durch ein tägliches, oft stundenlanges Dasein am Krankenbett gekennzeichnet. Sie umfasst nicht nur medizinisch-technische Aufgaben, sondern auch körperliche Fürsorge, emotionale Begleitung, existenzielle Präsenz. Diese Nähe ist kraftvoll, berührend, sinnvoll – aber zugleich fordernd, zermürbend und zutiefst erschöpfend.

Die ständige Konfrontation mit Schmerz, Verfall, Angst, Sterben und Tod verlangt ein hohes Maß an emotionaler Stabilität. Doch in einem System, das Pflege primär als Ressource versteht und nicht als Beziehung, werden genau diese emotionalen Anforderungen systematisch ausgeblendet. Die Nähe zum Leid wird nicht unterstützt, sondern verwaltet. Das Mitgefühl, das diese Nähe möglich macht, wird nicht geschützt, sondern vorausgesetzt. Wer in diesem Spannungsfeld arbeitet, braucht nicht nur fachliche Kompetenz, sondern auch innere Reife, seelische Elastizität und institutionellen Rückhalt – all das jedoch fehlt zunehmend.

Pflegende sind in dieser Situation besonders gefährdet, innerlich zu verstummen. Nicht, weil sie nichts zu sagen hätten, sondern weil sie spüren, dass das System für ihre Emotionen keinen Raum lässt. Ihre Nähe zum Patienten, ihre Intuition, ihre Sorge bleiben oft ungehört. Ihre fachlich wie menschlich fundierten Einschätzungen werden übergangen, ihre Beobachtungen abgewertet, ihre Überforderung ignoriert. Was bleibt, ist das tägliche Tun – und das Gefühl, dass niemand sieht, wie viel dieses Tun kostet.

2. Der moralische Stress zwischen Wissen, Wollen und Nicht-Können

Eine der zentralen psychischen Belastungen pflegerischer Arbeit liegt im sogenannten moralischen Stress. Gemeint ist damit die Spannung zwischen dem, was man als richtig erkannt hat, was man als notwendig empfindet – und dem, was im System tatsächlich möglich ist. Pflegekräfte wissen, was gut wäre: Zeit für ein Gespräch, eine achtsame Körperpflege, eine einfühlsame Begleitung, eine angemessene Schmerztherapie. Sie wollen helfen, lindern, begleiten, trösten. Aber sie können es immer seltener.

Der Grund dafür liegt nicht im persönlichen Versagen, sondern in den strukturellen Bedingungen: zu wenig Personal, zu viele Aufgaben, zu hoher Zeitdruck, zu geringe Anerkennung, zu große Hierarchien. Diese Diskrepanz zwischen Wissen, Wollen und Nicht-Können erzeugt ein tiefes Gefühl innerer Zerrissenheit. Viele Pflegekräfte entwickeln daraus Schuldgefühle, Frustration, Scham oder Resignation. Sie erleben sich als unzureichend, obwohl sie jeden Tag über sich hinauswachsen. Diese paradoxe Konstellation – maximaler Einsatz bei minimaler Wirksamkeit – ist ein Nährboden für stille Verzweiflung.

Moralischer Stress unterscheidet sich von körperlicher Erschöpfung. Er geht tiefer. Er betrifft das Selbstbild, die berufliche Identität, das innere Ethos. Und er wirkt langfristig zerstörerisch, wenn es keinen Ort gibt, an dem er ausgesprochen, geteilt und verarbeitet werden kann. In vielen Einrichtungen jedoch fehlt genau dieser Ort. Es gibt keine regelmäßige Supervision, keine offene Fehlerkultur, keine ethischen Fallbesprechungen, keine Führung, die zuhört. So bleibt der Stress unausgesprochen – und wirkt weiter. Die Folge ist oft Gleichgültigkeit: nicht als Entscheidung, sondern als Versteinerung.

3. Abwertung, Hierarchie und das Unsichtbarwerden pflegerischer Kompetenz

Pflege ist ein eigenständiger, hochkomplexer und verantwortungsvoller Beruf. Er umfasst medizinisches Wissen, soziale Intelligenz, kommunikative Sensibilität, ethische Urteilskraft und körperliche Präsenz. Doch in vielen medizinischen Kulturen wird Pflege nicht in ihrer Ganzheit anerkannt. Sie gilt als „untergeordnet", „zuarbeitend",

„ausführend". Ihre Leistungen sind sichtbar – aber ihre Kompetenz bleibt oft unsichtbar. Diese systemische Abwertung hat eine lange Geschichte und ist tief in den hierarchischen Strukturen vieler Einrichtungen verankert.

Pflegekräfte erleben immer wieder, dass ihre Einschätzungen nicht ernst genommen werden. Dass ihre Beobachtungen hinter ärztlichen Entscheidungen zurückstehen. Dass ihre Nähe zu den Patienten nicht als Wissensquelle, sondern als emotionale Besonderheit betrachtet wird. Diese Missachtung ist nicht immer offen, aber spürbar: in Sprache, in Abläufen, in Entscheidungsprozessen. Wer sich ständig erklären muss, obwohl er längst verstanden hat, verliert irgendwann den Impuls zur Beteiligung. Wer nicht gefragt wird, hört auf, zu sprechen.

Diese Erfahrung erzeugt das Gefühl des Unsichtbarwerdens. Pflegekräfte tun alles – und werden doch nicht gesehen. Sie leisten existenziell bedeutsame Arbeit – und stehen am Rand. Sie tragen Verantwortung – und bleiben ohne Einfluss. Diese Diskrepanz ist nicht nur frustrierend. Sie ist entwürdigend. Und sie wirkt tief in das Selbstverständnis der Betroffenen hinein. Viele ziehen sich innerlich zurück, sprechen nur noch das Nötigste, funktionieren professionell – aber ohne Herz. Die Gleichgültigkeit ist dann nicht Ausdruck fehlenden Engagements, sondern einer tiefen inneren Enttäuschung.

4. Der Rückzug in die funktionale Rolle als Überlebensstrategie

In einem System, das Empathie nicht schützt, Nähe nicht unterstützt und Mitgefühl nicht strukturell würdigt, bleibt den Pflegenden oft nur eine Überlebensstrategie: der Rückzug in die Rolle. Man erledigt seine Aufgaben korrekt, effizient, professionell – aber nicht mehr mit persönlicher Präsenz. Die Funktion ersetzt die Beziehung, der Ablauf die Aufmerksamkeit, die Routine die Haltung. Nach außen scheint alles zu funktionieren. Doch innerlich ist vieles abgestorben.

Dieser Rückzug ist oft nicht einmal bewusst. Er entwickelt sich schrittweise, mit jeder verpassten Pause, jedem überhörten Hinweis, jeder ignorierten Grenze. Man merkt gar nicht, wie man sich verändert. Wie der Blick kürzer wird, die Stimme härter, das Lächeln seltener. Bis eines Tages der Gedanke auftaucht: „Das war früher nicht so." Oder: „Ich spüre gar nichts mehr." Oder: „Ich halte das nicht mehr lange durch."

Diese funktionale Erstarrung ist gefährlich – für die Pflegenden selbst und für die, die sie begleiten. Denn ohne Resonanz kann keine Beziehung entstehen. Und ohne Beziehung verliert Pflege ihren Sinn. Doch das System erkennt diesen Verlust nicht. Es honoriert Leistung, nicht Haltung. Es misst Zahlen, nicht Menschlichkeit. Und so bleiben viele Pflegende in einem inneren Niemandsland zurück:

hoch belastbar, aber leer. Professionell, aber nicht mehr berührt. Anwesend, aber nicht mehr beteiligt.

5. Der stille Hilferuf: Warum Gleichgültigkeit auch ein Zeichen von Schmerz ist

Wenn Pflegekräfte gleichgültig wirken, ist das selten ein Ausdruck von Desinteresse – sondern oft ein stiller Hilferuf. Eine letzte Möglichkeit, sich zu schützen. Ein Versuch, nicht noch tiefer zu fallen. Gleichgültigkeit ist dann kein moralisches Defizit, sondern ein seelisches Symptom. Sie zeigt, dass etwas fehlt: Resonanz, Anerkennung, Sicherheit, Verbundenheit. Sie ist das Echo eines Systems, das nicht mehr hört. Und sie ist zugleich ein Appell – an Führungskräfte, an Kolleginnen, an die Gesellschaft: Seht uns. Hört uns. Fragt uns.

Viele Pflegekräfte tragen diese Not jahrelang mit sich. Sie machen weiter, weil sie sich verantwortlich fühlen. Weil sie ihre Patienten nicht allein lassen wollen. Weil sie wissen, dass ihre Abwesenheit anderen noch mehr Last aufbürden würde. Doch innerlich brennen sie aus. Und wenn sie dann eines Tages kündigen, krank werden oder verstummen, kommt das System oft zu spät. Es registriert den Ausfall – aber nicht die Ursache.

Dabei wäre es möglich, anders zu handeln. Mit regelmäßigen Gesprächsräumen, mit Anerkennungskultur, mit guter Führung, mit echter Partizipation, mit struktureller

Unterstützung. Vor allem aber mit einem Bewusstsein dafür, dass Pflege kein mechanischer Vollzug ist – sondern eine Form gelebter Mitmenschlichkeit. Wenn man diese Mitmenschlichkeit nicht schützt, wird sie verschwinden.

Und mit ihr die Würde derer, die jeden Tag versuchen, für andere da zu sein – mit aller Kraft, mit aller Nähe, mit aller Zerbrechlichkeit.

Kapitel 12: Die gefährliche Macht der Gewöhnung – Wie Normalität Gleichgültigkeit gebiert

1. Der Prozess der Abstumpfung durch Wiederholung

Die psychologische Mechanik der Gewöhnung basiert auf einem evolutiv sinnvollen Prinzip: Der Mensch kann nicht dauerhaft in einem Zustand maximaler Reizoffenheit verharren. Wiederholte Reize verlieren an Intensität – nicht, weil sie objektiv weniger bedeutsam sind, sondern weil das Nervensystem sich schützt. Dieses Prinzip wird auch in der Medizin sichtbar, wo professionelles Handeln mit permanenter Konfrontation existenzieller Themen einhergeht.

Was für die erste Begegnung mit dem Tod noch ein Ereignis von tiefgreifender emotionaler Wucht ist, wird mit jedem weiteren Fall leiser. Nicht, weil das Ereignis weniger bedeutend wäre, sondern weil die Reaktion darauf durch Wiederholung abgeschwächt wird. Diese psychologische Notwendigkeit stellt im klinischen Alltag eine doppelte Herausforderung dar: Sie ermöglicht Distanz, aber sie gefährdet Beziehung. Sie schützt die Handlungsfähigkeit, aber sie schwächt die ethische Wahrnehmung. Und vor allem: Sie verändert unmerklich das eigene Selbstbild. Aus einem mitfühlenden Menschen wird ein professionelles Subjekt, das in Funktionalität Zuflucht sucht – und im Laufe der Zeit nicht mehr weiß, wie sehr es sich selbst verlassen hat.

Die Wiederholung verändert also nicht nur die Reaktion auf das Einzelereignis, sondern sie formt die gesamte Wahrnehmungsstruktur. Wer oft genug leidende Menschen gesehen hat, beginnt nicht nur, weniger zu fühlen – er beginnt auch, anders zu sehen. Das, was früher als Ausdruck von Schmerz gedeutet wurde, erscheint jetzt als „typisch", „vorhersehbar", „belastend". Die Bewertung verschiebt sich – und mit ihr die Bereitschaft, sich berühren zu lassen. So wird aus dem Einzelfall ein Muster, aus dem Schicksal ein Protokoll. Die Menschlichkeit verliert an Gewicht – nicht aus Gleichgültigkeit, sondern aus Gewöhnung.

2. Wenn das Außergewöhnliche alltäglich wird

Die medizinische Welt ist eine Welt der Grenzerfahrungen: Geburt und Sterben, Heilung und Verfall, Hoffnung und Verzweiflung liegen hier oft nur wenige Meter voneinander entfernt. Diese Dichte an existenziellen Situationen stellt für die in ihr Tätigen eine ständige emotionale Herausforderung dar. Doch je länger man in dieser Welt arbeitet, desto normaler erscheint das Außergewöhnliche. Was früher als Ausnahme galt, wird zur Regel. Was früher den Atem stocken ließ, wird zur Tagesordnung.

Dieser Prozess ist tückisch, weil er unsichtbar bleibt. Niemand entscheidet sich bewusst dafür, Tod und Schmerz zu verharmlosen. Niemand beschließt, Angst und Not zu übersehen. Und doch geschieht es. Jeden Tag ein wenig mehr. Denn der Mensch richtet sich ein – in den Strukturen, in der Sprache, im Verhalten. Die Ausnahme wird zur Normalität, das Normale zur Routine, das Einfühlbare zum Störfaktor. Und irgendwann sind die Zeichen des Leids nicht mehr Erschütterung, sondern Arbeitsvorgang.

Diese Umkehrung hat tiefgreifende Konsequenzen für die Patientenversorgung. Denn die Betroffenen erleben ihre Situation immer als außergewöhnlich – ganz gleich, wie oft sie im System bereits vorkam. Für den Patienten ist die eigene Diagnose eine Krise, für die Pflegekraft ein Standardfall. Für den Angehörigen ist der bevorstehende Tod ein Lebensereignis, für den Arzt ein erwartbarer Verlauf. Diese Asymmetrie der Perspektiven wird umso verletzender, je weniger sie wahrgenommen wird. Denn sie bedeutet: Das, was für mich alles verändert, berührt dich nicht mehr. Und genau in diesem Moment beginnt das Erleben von Gleichgültigkeit.

3. Die schleichende Verschiebung moralischer Maßstäbe

Die Veränderung der inneren Reaktion ist nicht nur ein psychologischer Prozess, sondern zugleich ein moralischer. Denn mit der Abstumpfung verliert auch das Gewissen an Sensibilität. Was früher ein ethisches Dilemma ausgelöst hätte, wird nun als Alltag akzeptiert. Was früher als nicht vertretbar galt, wird mit einem Hinweis auf Arbeitsdruck relativiert. Die Maßstäbe verschieben sich – nicht durch Ideologie, sondern durch Überlastung, durch Anpassung, durch Wiederholung.

Diese Verschiebung kann so weit reichen, dass unmenschliches Verhalten nicht mehr als solches erkannt wird. Es wird funktionalisiert, banalisiert, professionalisiert. Ein Patient, der in seiner Angst ignoriert wird, ist kein ethisches Problem mehr, sondern ein „schwieriger Fall". Eine sterbende Frau, die ohne Begleitung bleibt, ist keine Katastrophe mehr, sondern eine „organisatorische Lücke". Die moralische Sprache verstummt – ersetzt durch technische, bürokratische oder zynische Formulierungen. Das ethische Unbehagen wird systematisch verdrängt – und mit ihm die Möglichkeit zur Veränderung.

Der Mensch, der so handelt, ist nicht böse. Er ist angepasst. Er handelt nach dem, was „geht", nicht nach dem, was „stimmt". Und genau darin liegt die eigentliche Tragik struktureller Gleichgültigkeit: dass sie nicht auf Willen beruht, sondern auf sozialer Prägung. Die Verschiebung der Maßstäbe geschieht nicht, weil niemand mehr weiß, was richtig ist – sondern weil niemand mehr fragt.

4. Die soziale Absicherung des „Gefühllosen"

Die Normalisierung von Gleichgültigkeit ist kein individueller Vorgang. Sie ist ein sozialer Prozess. In Teams, in Organisationen, in Klinikkulturen entstehen unausgesprochene Regeln darüber, wie man mit Emotionen umgeht – oder eben nicht umgeht. Wer zu viel fühlt, gilt als überfordert. Wer zu viel spricht, als anstrengend. Wer zu viel fragt, als ineffizient. Die emotionale Taubheit wird zur Norm – nicht durch Vorschrift, sondern durch Erwartung.

Besonders machtvoll ist dabei das soziale Belohnungssystem: Wer „funktioniert", wird gelobt. Wer „professionell bleibt", wird gefördert. Wer „mit Abstand arbeitet", wird als Vorbild angesehen. Diese Belohnungen erzeugen Verhaltenssicherheit – und zugleich emotionale Kälte. Denn sie signalisieren: Menschlichkeit ist kein Kriterium für Erfolg. Nähe wird nicht geschützt, sondern sanktioniert. Betroffenheit wird nicht anerkannt, sondern belächelt.

Diese Kultur wird nicht bewusst installiert – sie entsteht. Und gerade deshalb ist sie so wirkmächtig. Sie bildet einen kollektiven Panzer, der sich gegen alles richtet, was stören könnte: Tränen, Trauer, Erschöpfung, Zweifel. Wer diesen Panzer durchbrechen will, braucht Mut – und oft Schutz von außen. Denn innerhalb des Systems ist Gleichgültigkeit nicht die Ausnahme, sondern die Eintrittskarte.

5. Wege zurück zur ethischen Wachheit im Alltag

Wie aber kann man zurückfinden – aus der Gleichgültigkeit in die Empfindsamkeit, aus der Routine in die Verantwortung, aus der Abstumpfung in die ethische Gegenwart? Der erste Schritt ist das Anerkennen der Gewöhnung selbst. Wer nicht merkt, dass er nichts mehr fühlt, kann auch nicht wieder anfangen zu fühlen. Es braucht deshalb ein neues, bewusstes Wahrnehmen des eigenen Innenraums: Wo bin ich noch berührbar? Wo reagiere ich – und wo reagiere ich nicht mehr? Wo hat sich etwas verschoben, ohne dass ich es wollte?

Diese Fragen sind unbequem – aber heilsam. Sie stellen den Kontakt zum eigenen Maßstab wieder her. Sie schaffen Raum für Zweifel, für Schmerz, für Reue – aber auch für Wandlung. Der zweite Schritt ist die kollektive Rückgewinnung von Wachheit: durch Teams, die sich austauschen, durch Führung, die emotionale Offenheit fördert, durch Supervisionen, die den Alltag unterbrechen. Denn moralische Empfänglichkeit ist keine Einzelleistung. Sie braucht Resonanz.

Vor allem aber braucht es eine Kultur, in der nicht Effizienz, sondern Ethik das Maß ist. In der nicht Gleichgültigkeit schützt, sondern Mitgefühl. In der nicht Normalität das Ziel ist – sondern Menschlichkeit. Nur dann kann die Gewöhnung an das Leid wieder das werden, was sie sein sollte: eine Gelegenheit zur Demut – nicht zur Abstumpfung.

Kapitel 13: Die Rolle der Sprache – Wenn Worte entmenschlichen

1. Sprache als Spiegel innerer Haltung

Sprache ist immer mehr als ein Kommunikationsmittel – sie ist Ausdruck der Art, wie wir Wirklichkeit strukturieren, bewerten und bewohnen. In der Medizin kommt dieser Aspekt in besonderer Weise zum Tragen, weil hier nicht nur über Dinge gesprochen wird, sondern über Menschen in verletzlichen, oft existenziellen Lebenssituationen. Wer in dieser Umgebung Worte wählt, wählt nicht nur Begriffe – er stellt eine Beziehung her, grenzt sie ein oder löst sie auf. Sprache ist daher nicht nur Spiegel innerer Haltung, sondern zugleich ihr Verstärker, ihr Schutzmechanismus, ihre Legitimation.

Wenn ein Patient als „Fall" bezeichnet wird, dann mag das organisatorisch nützlich oder dokumentarisch korrekt sein – aber semantisch ist es eine Reduktion. Der „Fall" hat keine Biografie. Er hat kein inneres Erleben, keine Geschichte, keine Angehörigen, keine Angst. Der „Fall" ist eine Entität innerhalb eines medizinisch-bürokratischen Systems, ein Objekt der Beobachtung, ein Träger von Werten. Solche Begriffe entlasten die Handelnden, weil sie Distanz schaffen – aber sie entrechten die Betroffenen. Sie verwandeln Subjekte in Kategorien, Menschen in Aufgaben.

Diese Sprachform ist dabei nicht nur individuelles Verhalten, sondern Teil kollektiver Routinen. Die Sprache wird zur sozialen Praxis, die ein bestimmtes Wirklichkeitsverständnis fortschreibt: das Verständnis vom Patienten als Träger eines Problems, das gelöst werden muss, nicht als Mensch, der begleitet werden will. Die Struktur der Sprache zeigt, was im System zählt – und was nicht. Und wer über lange Zeit mit einer Sprache arbeitet, in der das Subjekt verschwindet, wird auch in seinem Handeln irgendwann weniger sehen, weniger fühlen, weniger fragen.

2. Der Verlust persönlicher Ansprache im klinischen Alltag

Ein zentraler Mechanismus sprachlicher Entfremdung im Gesundheitswesen ist der Verlust der direkten, persönlichen Ansprache. Was zunächst eine organisatorische Notwendigkeit zu sein scheint – nämlich die Kommunikation über Patienten mit Kolleginnen und Kollegen – wird im Alltag zur dominanten Form. Es wird über Menschen gesprochen, nicht mit ihnen. Das Du verschwindet, das Er und Sie bleibt. In Visiten, in Besprechungen, in Übergaben. Selbst dann, wenn der Patient im Raum ist, wird er nicht adressiert. Er hört, was über ihn gesagt wird – aber er wird nicht einbezogen.

Dieser indirekte Umgang ist tief verletzend. Er signalisiert: Du bist nicht gemeint. Du bist zwar da, aber nicht Teil des

Gesprächs. Du wirst beschrieben, aber nicht gefragt. Du wirst betrachtet, aber nicht angesprochen. Besonders dramatisch wird dieses Phänomen bei schwer kranken, sedierten, dementen oder sterbenden Menschen, denen implizit oft die Fähigkeit zur Kommunikation abgesprochen wird. Doch gerade diese Menschen sind in besonderem Maß auf zwischenmenschliche Präsenz angewiesen – auch und gerade in der Sprache.

Die persönliche Ansprache ist kein Luxus, sondern Ausdruck von Würde. Sie braucht keine Zeit – sie braucht Aufmerksamkeit. Wer einen Menschen mit Namen nennt, ihn direkt anspricht, ihn begrüßt, ihm erklärt, was geschieht, selbst wenn er vermeintlich nicht reagieren kann, tut etwas Grundlegendes: Er anerkennt ihn. Er bezeugt seine Gegenwart. Er verleiht ihm die soziale Rolle des Angesprochenen, also eines Menschen, der ernst genommen wird. Wird diese Rolle systematisch verweigert, entsteht eine doppelte Abwertung: körperlich ausgeliefert – und sprachlich ignoriert.

3. Euphemismen, Abkürzungen und der Verlust von Tiefe

Ein weiteres Element sprachlicher Verflachung im medizinischen Kontext ist die Verbreitung von Euphemismen, Abkürzungen und technokratischer Terminologie. Diese sprachlichen Strategien entstehen aus pragmatischen Gründen – sie ermöglichen Effizienz, vermeiden emotionale Überforderung, sichern kommunikative Kontrolle. Doch sie haben Nebenwirkungen. Sie reduzieren komplexe, oft zutiefst menschliche Erfahrungen auf Funktionsbegriffe, die keine innere Bewegung mehr zulassen.

Wenn etwa vom „Ex" gesprochen wird, statt vom verstorbenen Menschen, dann verschwindet das Ereignis Tod aus dem Sprachraum. Wenn man von „Essenversorgung" statt von „gemeinsam essen" spricht, dann wird aus einer zwischenmenschlichen Situation ein logistischer Vorgang. Wenn das Wort „ausschleichen" den Sterbeprozess beschreibt, wird das Leben selbst zur Dosierung. Der sprachliche Zugriff verändert damit nicht nur die Beschreibung, sondern auch das Erleben der Wirklichkeit – sie wird glatter, berechenbarer, distanzierter.

Diese Begriffe sind nicht falsch, aber unvollständig. Sie sind technisch korrekt, aber existenziell hohl. Sie benennen Abläufe, aber sie verschweigen, was diese Abläufe bedeuten. Und genau darin liegt ihr Risiko: Sie entheben die Beteiligten der Notwendigkeit, sich emotional und moralisch zu verorten. Man muss nicht mehr trauern, wenn jemand „existiert" ist. Man muss nicht mehr mitfühlen, wenn jemand „entgleist" ist. Die Sprache wird zur Rüstung, zur Sedierung, zum moralischen Schutzschild – und damit auch zur Quelle stiller Gleichgültigkeit.

4. Sprachliche Distanz als Form professioneller Selbstentlastung

Diese sprachlichen Strategien sind jedoch nicht bloß Ausdruck mangelnder Haltung, sondern oft ein Akt der Selbstfürsorge. Wer täglich mit schwerem Leid konfrontiert ist, entwickelt sprachliche Mittel zur Abgrenzung. Diese Distanz ist zunächst hilfreich – sie schafft Klarheit, ermöglicht Effizienz, erhält Handlungsfähigkeit. Doch wenn sie zur Dauerhaltung wird, verliert sie ihre entlastende Funktion und wird zum Normalzustand. Dann schützt Sprache nicht mehr vor Überforderung – sondern verhindert Verbindung.

Professionelle Kommunikation wird in der Ausbildung häufig als sachlich, emotionsfrei und klar definiert dargestellt. Diese Vorstellung prägt das Selbstverständnis vieler junger Fachkräfte. Sie lernen, dass Mitgefühl sprachlich nicht vorgesehen ist. Dass Emotionen durch neutrale Formulierungen ersetzt werden sollen. Dass ein „schweres Gespräch" weniger schwer ist, wenn man die richtigen Worte findet – Worte, die beruhigen, abschwächen, entpersönlichen. Doch damit beginnt ein schleichender Prozess: Die Sprache verliert ihren Zugang zur inneren Wahrheit. Und mit ihr verliert auch das Ich seinen Bezug zu sich selbst.

In einer solchen sprachlichen Umgebung wird es zunehmend schwieriger, authentisch zu sein. Wer spürt, dass Mitgefühl keinen sprachlichen Ausdruck findet, unterdrückt es. Wer bemerkt, dass Zweifel nicht ausgesprochen werden können, schweigt. Und wer erlebt, dass die Sprache nur noch funktioniert, verliert irgendwann die Fähigkeit, sich über sie mit anderen zu verbinden. Was bleibt, ist eine professionelle Rolle – aber kein sprachlicher Ort mehr für Menschlichkeit.

5. Wege zu einer menschlicheren Sprache im medizinischen Kontext

Eine menschliche Medizin braucht eine Sprache, die nicht nur benennt, sondern berührt. Eine Sprache, die nicht nur kontrolliert, sondern auch erlaubt. Die nicht nur informiert, sondern in Beziehung tritt. Der erste Schritt dahin liegt in der Bewusstmachung: Welche Begriffe benutzen wir täglich – und was machen sie mit uns? Welche Sprachgewohnheiten schützen uns – und welche trennen uns von dem, was wir eigentlich fühlen?

Diese Bewusstmachung kann durch Reflexionsprozesse in Teams, durch sprachsensible Ausbildung, durch regelmäßige kollegiale Fallbesprechungen und durch eine Führungskultur der Offenheit gefördert werden. Sie kann unterstützt werden durch Supervisionen, in denen nicht nur über Inhalte, sondern auch über Ausdrucksformen gesprochen wird. Sie kann gestärkt werden durch eine Kultur, in der Sprache als Teil der Beziehung verstanden wird – nicht nur als Mittel zum Zweck.

Vor allem aber braucht es eine Rehabilitierung des gesprochenen Wortes als ethischen Akt. Wer einen sterbenden Menschen in seiner Gegenwart beim Namen nennt, anerkennt ihn. Wer einem Angehörigen die Wahrheit sagt – klar, aber mitfühlend –, heilt. Wer im Team die eigenen Unsicherheiten sprachlich zulässt, befreit andere von der Last der Verstellung. Eine solche Sprache ist nicht perfekt. Sie ist oft tastend, brüchig, unvollkommen. Aber sie ist echt. Und in ihrer Echtheit liegt ihre Kraft.

Denn wo Worte wieder Menschen meinen, kann auch Mitgefühl zurückkehren. Wo Sprache wieder Beziehung stiftet, beginnt Heilung – nicht nur am Körper, sondern auch zwischen den Menschen. Und wo das geschieht, hat die Gleichgültigkeit keinen Raum mehr. Nicht, weil sie verbannt wurde – sondern weil sie überflüssig geworden ist.

Kapitel 14: Fehlende Ethik als Systemfehler – Wenn moralische Orientierung verloren geht

1. Medizin als ethisch aufgeladene Praxis

Medizinisches Handeln ist niemals rein technisch, niemals neutral, niemals rein funktional. Es bewegt sich zwangsläufig im Spannungsfeld von Leben und Tod, von Helfen und Eingreifen, von Verantwortung und Ohnmacht. Jede Entscheidung in der Medizin – ob diagnostisch, therapeutisch, organisatorisch oder kommunikativ – hat eine ethische Dimension. Denn sie betrifft nicht nur Körper, sondern Personen; nicht nur Abläufe, sondern Schicksale; nicht nur Symptome, sondern Sinnzusammenhänge.

Diese ethische Grundspannung ist kein Zusatz, kein Luxus, keine moralische Dekoration. Sie gehört zum Wesen der Medizin. Sie zeigt sich in der Frage, wie man mit Unsicherheit umgeht, wie man Prioritäten setzt, wie man mit begrenzten Ressourcen umgeht, wie man mit Sterbenden spricht, wie man zwischen medizinischer Machbarkeit und menschlicher Zumutbarkeit abwägt. Medizinische Entscheidungen sind nie bloß richtig oder falsch – sie sind immer auch gut oder schlecht im moralischen Sinn. Und genau deshalb braucht die Medizin eine verlässliche, präsente, gelebte ethische Orientierung.

Doch in vielen Bereichen des modernen Gesundheitssystems scheint diese Orientierung abhandengekommen zu sein. Ethik wird zwar diskutiert, gelehrt, in Leitbildern formuliert – aber selten im Alltag reflektiert. Sie ist institutionell präsent, aber nicht kulturell verankert. Sie ist als Konzept verfügbar, aber nicht als Haltung spürbar. Und genau in dieser Lücke – zwischen Wissen und Wirklichkeit – entsteht ein gefährliches Vakuum: ein System, das technisch hochkompetent ist, aber moralisch richtungslos.

2. Die Unsichtbarkeit ethischer Fragen im klinischen Alltag

Eines der Hauptprobleme moderner Medizin besteht darin, dass ethische Fragen oft gar nicht mehr als solche erkannt werden. Sie verschwinden unter Zeitdruck, Prozessoptimierung, Standardisierung und Bürokratisierung. Entscheidungen, die tief in das Leben eines Menschen eingreifen – etwa, ob eine Therapie begonnen, fortgesetzt oder beendet wird, ob ein Eingriff noch indiziert ist oder ob eine Reanimation unterlassen werden sollte – werden oft rein medizinisch oder organisatorisch getroffen. Die ethische Dimension wird verdrängt, übersehen, entwertet.

Diese Unsichtbarkeit ist umso gefährlicher, weil sie subtil geschieht. Niemand beschließt, ethisch blind zu sein. Es geschieht einfach – weil es keine Zeit gibt, weil es keinen Raum gibt, weil es keine Kultur gibt, in der solche Fragen besprechbar wären. Der Fokus liegt auf Machbarkeit, auf Sicherheit, auf Geschwindigkeit – nicht auf Sinn, auf

Beziehung, auf Menschlichkeit. So geraten selbst schwerwiegende Entscheidungen in eine Grauzone, in der sie zwar formal korrekt, aber innerlich hohl sind.

Das Ergebnis ist ein klinischer Alltag, in dem Handeln ohne moralische Rückbindung möglich wird. Therapien werden durchgeführt, weil sie verfügbar sind – nicht, weil sie sinnvoll sind. Menschen werden sediert, weil das einfacher ist – nicht, weil es im jeweiligen Fall richtig ist. Angehörige werden vertröstet, weil es weniger Konflikt erzeugt – nicht, weil es dem Respekt entspricht. Und über all dem liegt ein Grundgefühl: dass man eben funktioniert, dass es nicht anders geht, dass man keine Wahl hat. Doch genau das ist das Symptom einer verlorenen ethischen Orientierung.

3. Ökonomisierung, Hierarchie und ethische Sprachlosigkeit

Ein zentraler Grund für das Verschwinden ethischer Reflexion liegt in der zunehmenden Ökonomisierung des Gesundheitswesens. Kliniken werden als Unternehmen geführt, medizinisches Handeln wird ökonomisch bewertet, Entscheidungen werden betriebswirtschaftlich gesteuert. Unter diesen Bedingungen wird Ethik oft als Störgröße wahrgenommen – als Hindernis für Effizienz, als Bremse für Durchlaufzeiten, als Belastung für Fallpauschalen. Sie wird entweder marginalisiert oder instrumentalisiert – aber selten ernst genommen.

Hinzu kommt die hierarchische Struktur vieler medizinischer Einrichtungen. In einer Kultur, in der Entscheidungen top-down getroffen werden und Widerspruch als Illoyalität gilt, ist ethische Reflexion kaum möglich. Denn sie lebt vom offenen Dialog, vom Abwägen, vom gemeinsamen Suchen nach dem Richtigen im Falschen. Wenn jedoch kritische Stimmen nicht gehört, Unsicherheiten nicht geteilt, Fragen nicht gestellt werden dürfen, dann verstummt die Ethik – nicht, weil sie fehlt, sondern weil sie keinen Raum mehr findet.

Diese strukturelle Sprachlosigkeit führt zu einer fatalen Dynamik: Wer Zweifel äußert, gilt als ineffizient. Wer moralisch argumentiert, gilt als naiv. Wer Entscheidungen hinterfragt, gilt als unbequem. So entsteht eine Atmosphäre der Anpassung, in der nicht nur das Handeln, sondern auch das Denken gleichgültig wird. Man tut, was erwartet wird – und fragt nicht mehr, ob es gut ist. Die Gewöhnung an das moralisch Fragwürdige wird zum Teil der professionellen Identität. Und mit jeder nicht gestellten Frage wird die Ethik ein Stück mehr zum blinden Fleck.

4. Ethik als individuelle Verantwortung oder kollektive Praxis?

Ein weiterer Grund für das Verschwinden gelebter Ethik liegt im Missverständnis ihrer Verortung. In vielen medizinischen Kontexten gilt Ethik als persönliche Haltung: Wer moralisch handelt, tut das aus eigener Überzeugung. Doch diese Individualisierung überfordert die Einzelnen und entlastet das System. Denn sie verlagert Verantwortung dorthin, wo sie allein nicht getragen werden kann – und lässt dort Leere, wo sie institutionell nötig wäre.

Ethik ist keine Privatsache. Sie ist eine kollektive Praxis. Sie braucht Orte, an denen sie stattfinden darf: in Teams, in Fallbesprechungen, in Supervisionen, in Fortbildungen. Sie braucht Menschen, die sie ermöglichen: durch Führung, durch Haltung, durch Zuhören. Und sie braucht Strukturen, die sie schützen: Zeit, Schutz, Methoden, Offenheit.

Erst dann kann aus moralischer Intuition eine ethische Kultur entstehen – eine Kultur, die nicht nur auf die richtige Entscheidung zielt, sondern auf das gemeinsame Ringen darum.

Dazu gehört auch das Eingeständnis, dass es oft keine eindeutige Lösung gibt. Dass Ethik nicht heißt, alles zu wissen – sondern bereit zu sein, zu fragen. Dass sie nicht vor allem richtig machen will – sondern verantwortlich. Eine solche Ethik ist nicht schwach, sondern stark. Nicht störend, sondern stabilisierend. Und sie beginnt nicht mit dem großen Diskurs, sondern mit der kleinen Frage: Darf das so sein?

5. Schritte zur ethischen Rezentrierung des medizinischen Handelns

Wenn Gleichgültigkeit Ausdruck einer verdrängten oder fehlenden Ethik ist, dann liegt der Schlüssel zur Veränderung in ihrer Rückgewinnung. Die ethische Rezentrierung des medizinischen Handelns bedeutet nicht, ein weiteres Regelwerk zu installieren. Sie bedeutet, Räume zu schaffen, in denen Fragen wieder erlaubt sind. In denen Unsicherheit nicht als Schwäche gilt, sondern als Zeichen von Tiefe. In denen es nicht um Normerfüllung, sondern um Mitverantwortung geht.

Ein erster Schritt ist die Wiederbelebung ethischer Fallbesprechungen – nicht als Ausnahme, sondern als Routine. Situationen, in denen Menschen leiden, sterben, verzweifeln, müssen besprochen werden – nicht nur fachlich, sondern moralisch. Es braucht Formate, in denen gefragt wird: Haben wir richtig gehandelt? Was hat uns bewegt? Was haben wir vermisst? Was hätten wir gebraucht? Nur so entsteht ein Raum, in dem Haltung wachsen kann.

Ein zweiter Schritt ist die Integration von Ethik in die Ausbildung. Nicht als Modul, sondern als Haltung. Nicht als Theorie, sondern als Praxis. Medizinische Berufe müssen lernen, dass Entscheidungen nie rein technisch sind – sondern immer auch Ausdruck einer Weltanschauung, einer Würdigung des Menschen, eines Verhältnisses zum Leben. Diese Reflexion muss von Anfang an Teil der Professionalisierung sein – sonst bleibt sie später fremd.

Ein dritter Schritt liegt in der institutionellen Unterstützung. Ethikbeauftragte, klinische Ethikkomitees, ethische Richtlinien sind wichtige Instrumente – aber sie genügen nicht. Entscheidend ist die Frage: Wird Ethik gelebt? Wird sie gefragt? Wird sie gewollt? Und wird sie geschützt? Wo das geschieht, kann die medizinische Praxis wieder zu dem werden, was sie ursprünglich war: eine Kunst des Helfens, eine Form des Beistands, ein Ort der Verantwortung. Und genau das ist das Gegenteil von Gleichgültigkeit.

Kapitel 15: Wenn das System krank macht – Burnout, Depression und moralische Erschöpfung im Gesundheitswesen

1. Das Gesundheitswesen als Hochrisikoumgebung für psychische Erschöpfung

In kaum einem anderen Berufsfeld ist die Dichte existenzieller Herausforderungen so groß wie in der Medizin. Die tägliche Konfrontation mit Leid, Tod, chronischer Krankheit, sozialer Not, ethischen Dilemmata und emotionaler Ohnmacht verlangt eine dauerhafte emotionale Ansprechbarkeit – bei gleichzeitig fortwährender funktionaler Verfügbarkeit. Diese Doppelbeanspruchung, verbunden mit einem chronischen Mangel an Ressourcen, Anerkennung und emotionaler Rückkopplung, stellt ein psychologisches Hochrisikoprofil dar. Hinzu kommt der Umstand, dass medizinisches Personal dazu sozialisiert wird, eigene Bedürfnisse zu unterdrücken: zu funktionieren, auch wenn es wehtut, präsent zu bleiben, auch wenn man innerlich erschöpft ist, stark zu wirken, obwohl man sich schwach fühlt.

Diese Konstellation ist nicht zufällig. Sie ist das Ergebnis eines Systems, das auf Dauerleistungsfähigkeit ausgelegt ist, jedoch nicht auf psychische Integrität. Es existieren kaum institutionalisierte Räume für Emotionalität, kaum strukturell gesicherte Möglichkeiten der Selbstfürsorge, kaum geschützte Formen der Erschöpfungsbearbeitung. Wer nicht mehr kann, gilt als überfordert – nicht das System. Wer schweigt, schützt sich – aber verstärkt die kulturelle Logik der Verleugnung. So entsteht eine Atmosphäre, in der die systemisch induzierte Erschöpfung nicht nur nicht thematisiert, sondern oft sogar zum Maßstab für Professionalität umgedeutet wird.

2. Burnout als Kollaps zwischen Engagement und Realität

Der typische Verlauf eines Burnouts beginnt nicht mit Gleichgültigkeit, sondern mit Idealismus. Menschen, die sich in helfenden Berufen engagieren, sind in hohem Maße motiviert, verantwortungsbereit und sinnorientiert. Sie gehen über ihre Kräfte hinaus, ohne es zunächst zu merken – weil der Antrieb nicht aus Druck, sondern aus Überzeugung kommt. Doch genau hier liegt die Gefahr: Wenn das Engagement nicht erwidert wird, wenn Rückmeldungen ausbleiben, wenn organisatorische oder ökonomische Grenzen jede Form echter Beziehung verhindern, beginnt eine langsame Erosion des inneren Sinns.

Im fortgeschrittenen Burnout verliert das Tun seine Bedeutung. Die einstige Begeisterung schlägt um in emotionale Taubheit, der Wunsch zu helfen weicht dem Drang zu überleben. Beziehungen zu Patienten werden funktionalisiert, emotionale Reaktionen abgeflacht, Mitgefühl unterdrückt. Die professionelle Maske bleibt – aber sie ist hohl geworden. Das Subjekt hat sich aus dem eigenen Handeln zurückgezogen. Diese innere Abspaltung ist nicht gewollt, sie ist erlitten – ein psychischer Selbstschutz, der zum Zustand wird.

Dabei ist Burnout nicht mit bloßer Erschöpfung gleichzusetzen. Es handelt sich nicht um ein vorübergehendes Stimmungstief, sondern um einen umfassenden Verlust an emotionaler Kohärenz. Die betroffene Person erkennt sich selbst nicht wieder, empfindet ihr eigenes Verhalten als fremd, distanziert, leer. Genau in dieser inneren Entfremdung liegt die Gefahr für Gleichgültigkeit: Sie ist nicht gewollt, sondern eine Folge des Gefühls, nichts mehr geben zu können, weil man innerlich bereits alles verloren hat.

3. Moralische Erschöpfung – Wenn Handeln gegen die eigene Überzeugung krank macht

Im Unterschied zum Burnout, der auf Überlastung durch Quantität verweist, beschreibt moralische Erschöpfung das Leiden an einem Widerspruch zwischen eigenem Ethos und äußerem Handlungsrahmen. Besonders in der Pflege, aber auch bei Ärztinnen, Therapeuten, Sozialarbeitenden und Seelsorgenden tritt dieser Zustand häufig auf. Die Betroffenen erleben sich nicht nur als erschöpft – sie erleben sich als innerlich zerrissen. Sie wollen helfen – und dürfen nicht. Sie wissen, was richtig wäre – und müssen das Gegenteil tun.

Diese moralischen Dilemmata entstehen etwa dann, wenn unnötige Behandlungen durchgeführt werden, weil wirtschaftlicher Druck herrscht. Wenn Patienten ohne ausreichende Begleitung sterben, weil Personal fehlt. Wenn Zeit für Gespräche fehlt, obwohl sie dringend gebraucht würde. Wenn Dokumentation wichtiger ist als menschliche Begegnung. In solchen Situationen beginnt ein langsamer Prozess innerer Erosion. Die moralische Integrität wird nicht unmittelbar verletzt – sie wird durch das System täglich unterspült. Und irgendwann beginnt man zu zweifeln: Nicht mehr nur am System, sondern auch an sich selbst.

Die Symptome moralischer Erschöpfung ähneln in ihrer äußeren Erscheinung oft einer Depression oder einem Burnout, doch ihr Kern ist ein anderer: Es ist nicht die Müdigkeit, sondern die innere Schuld, die nicht artikuliert werden kann. Es ist das Bewusstsein, am Leid anderer beteiligt zu sein, obwohl man das Gegenteil wollte. Diese Schuld ist oft schwer zu benennen, weil sie nicht auf konkretem Fehlverhalten beruht, sondern auf systemischer Komplizenschaft. Und genau diese Unschärfe macht sie so zerstörerisch.

4. Depression als Ausdruck stiller Verzweiflung im System

Wenn Burnout und moralische Erschöpfung über lange Zeit unbemerkt oder unbehandelt bleiben, können sie in depressive Zustände münden. Doch die Depression im medizinischen Kontext hat häufig ein spezifisches Gesicht: Es ist nicht der Rückzug ins Bett, sondern das Stillwerden im Dienst. Es ist nicht das Versagen an der Aufgabe, sondern das mechanische Weiterfunktionieren ohne innere Beteiligung. Die betroffene Person lacht, dokumentiert, berät – aber sie fühlt nichts mehr. Sie ist nicht abwesend – aber sie ist auch nicht mehr da.

Diese Form der funktionalen Depression ist besonders schwer erkennbar, weil sie sich perfekt in die Logik des Systems einfügt. Sie stört nicht, sie rebelliert nicht, sie fragt nicht. Sie erfüllt ihre Pflicht, aber sie hat keinen inneren Ort mehr. Der Mensch ist in seinem eigenen Beruf unsichtbar geworden – nicht für andere, sondern für sich selbst. Das Selbstbild kollabiert, das eigene Tun erscheint hohl, die Verbindung zu anderen Menschen verdunstet. In dieser Stille liegt die tiefste Form medizinischer Gleichgültigkeit: die Gleichgültigkeit gegen sich selbst.

Solche Zustände können zu schwerwiegenden psychosomatischen Folgen, zu chronischer Erschöpfung, zu Suizidalität führen – nicht aus einem plötzlichen Impuls, sondern aus einer fortgesetzten inneren Entleerung. Wenn das

System keine Orte bietet, an denen über diese Leere gesprochen werden kann, wird sie zur Normalität. Und genau in dieser Normalität liegt die tiefste Krankheit des Systems: Es erkennt seine Erschöpften nicht – weil es selbst erschöpft ist.

5. Vom Symptom zur Veränderung – ein Appell an das System

Solange psychische Erschöpfung als individuelles Problem behandelt wird, bleibt ihre systemische Ursache unangetastet. Resilienztrainings, Achtsamkeitskurse, Work-Life-Balance-Angebote sind wichtig – aber sie greifen zu kurz. Denn sie suggerieren, dass die Betroffenen sich an ein krankes System anpassen müssten, statt dass das System sich der Menschlichkeit seiner Mitglieder verpflichtet. Ein echter Wandel beginnt dort, wo Strukturen geschaffen werden, die Fürsorge nicht nur ermöglichen, sondern verlangen.

Diese Strukturen müssen mehr sein als therapeutische Interventionen. Sie müssen kulturelle Voraussetzungen schaffen, unter denen Mitgefühl nicht zur Gefahr, sondern zur Kompetenz wird. Dazu gehört eine neue Definition von Führung, die nicht nur leitet, sondern schützt. Eine neue Praxis der Supervision, die nicht nur kontrolliert, sondern begleitet. Eine neue Sprache über Erschöpfung, die nicht beschämt, sondern entlastet. Und eine neue Form der

Kollegialität, die nicht auf Leistung, sondern auf Menschlichkeit basiert.

Es braucht ein System, das seine Menschen nicht verliert. Das nicht fragt: „Wie viel kannst du noch geben?", sondern: „Wirst du noch gesehen?" Ein System, das nicht funktioniert auf Kosten derer, die es tragen. Sondern eines, das in seiner Fürsorge beginnt – bei jenen, die anderen helfen. Denn Gleichgültigkeit entsteht nicht nur aus Überforderung. Sie entsteht aus einem Mangel an Spiegelung, an Rückbindung, an Begegnung. Und wer die Menschen im System wieder begegnen lässt – sich selbst, einander, den Patienten – beginnt, es zu heilen.

6. Strukturelle Prävention – Wie Systeme menschlich bleiben können

Wenn psychische Erschöpfung, moralischer Rückzug und emotionale Taubheit nicht als individuelles Versagen, sondern als Ausdruck systemischer Überforderung verstanden werden, dann erfordert Prävention eine strukturelle Antwort. Nicht die Einzelperson muss sich an ein krankmachendes System anpassen – das System selbst muss so gestaltet werden, dass Menschlichkeit, Mitgefühl und Reflexion darin überleben können. Eine solche strukturelle Prävention ist kein „Add-on", kein Zusatzangebot für Ausnahmefälle, sondern ein zentrales Element organisationaler Verantwortung und Fürsorgekultur.

Strukturelle Prävention beginnt mit dem, was in der Organisationskultur sichtbar und erlaubt ist. In einem funktionierenden System ist es möglich – ja sogar erwünscht –, über emotionale Belastung, innere Zweifel und ethische Spannungen offen zu sprechen. Dies erfordert Räume, in denen medizinische Fachpersonen sich jenseits von Effizienzdruck und Hierarchie begegnen können: Supervisionen, ethische Fallbesprechungen, kollegiale Beratung, interprofessionelle Reflexionsgruppen. Solche Formate dürfen nicht vom Wohlwollen Einzelner abhängen oder in ihrer Durchführung optional bleiben – sie müssen verpflichtender, strukturierter und institutionell gesicherter Bestandteil des Arbeitsalltags sein.

Ein zweites zentrales Element ist eine Führungskultur, die nicht nur Leistung steuert, sondern psychisches Befinden mitverantwortet. Vorgesetzte müssen befähigt sein, emotionale Erschöpfung zu erkennen, Anzeichen von Rückzug oder Zynismus wahrzunehmen, frühzeitig Unterstützung anzubieten. Dazu braucht es eine neue Art von Führungsausbildung, die psychosoziale Kompetenz nicht als Soft Skill, sondern als Kernqualifikation begreift. Eine Führungskraft, die Erschöpfung als Schwäche oder Unprofessionalität wertet, reproduziert das System, das sie eigentlich schützen müsste.

Ein drittes präventives Element ist die strukturelle Verankerung von Zeit – und zwar nicht nur für Aufgaben, sondern für Beziehung. In vielen Einrichtungen ist die Zeit für direkte Kommunikation, für echte Präsenz, für Verarbeitung und Zwischenmenschlichkeit systematisch zu knapp bemessen. Termine, Visiten, Fallbesprechungen sind eng getaktet, Pausen werden verkürzt, persönliche Gespräche werden in die Freizeit verdrängt. Ein System, das so mit Zeit umgeht, zwingt zur Entfremdung. Es verhindert Mitgefühl, nicht weil es das will – sondern weil es keinen Raum dafür lässt. Strukturelle Prävention heißt deshalb auch: Zeit als menschliches Grundbedürfnis anzuerkennen – nicht als ökonomische Restgröße.

Ein vierter Baustein liegt in der Etablierung transparenter, psychologisch fundierter Schutzmechanismen gegen chronische Überlastung. Dazu gehören Arbeitszeitmodelle mit echten Erholungsphasen, Rotationssysteme für besonders belastende Stationen, eine gerechte Aufgabenverteilung, belastungssensitive Dienstpläne und das Recht auf temporäre Entlastung bei innerer Erschöpfung – ohne dass dies mit Karriereverlust oder Schuldgefühlen verknüpft ist. Wer Menschen auffängt, bevor sie brechen, verhindert nicht nur psychische Erkrankung, sondern bewahrt auch die Qualität medizinischer Beziehungen.

Zudem bedarf es einer Sprache, die psychisches Erleben nicht tabuisiert. In vielen medizinischen Systemen wird über Erschöpfung nicht gesprochen – aus Angst vor Stigmatisierung, vor Gesichtsverlust, vor Ablehnung. Strukturelle Prävention bedeutet, diese Sprachlosigkeit zu durchbrechen. Es braucht interne Kommunikationsstrategien, in denen psychisches Wohlbefinden als Teil professioneller Integrität gilt – nicht als privates Problem. Es braucht Führungskräfte, die über eigene Erschöpfung sprechen können, ohne Autorität zu verlieren. Und es braucht Teams, die Offenheit nicht nur dulden, sondern tragen.

Letztlich aber beginnt strukturelle Prävention mit einem Perspektivwechsel: von der Idee des „funktionierenden Personals" hin zur Realität „verletzlicher Menschen in Verantwortung". Wer die Zerbrechlichkeit medizinischer Berufe nicht als Risiko, sondern als anthropologische Tatsache anerkennt, wird beginnen, Systeme zu bauen, die mit dieser Wahrheit umgehen können. Und erst dann, wenn das System selbst menschlich wird, kann es von seinen Mitgliedern verlangen, Menschlichkeit zu erhalten. Alles andere ist Überforderung – und damit: Gleichgültigkeit als Reaktion.

Kapitel 16: Das große Schweigen – Warum über Gleichgültigkeit nicht gesprochen wird

1. Gleichgültigkeit als blinder Fleck der Institution

In medizinischen Einrichtungen gibt es unzählige Indikatoren für Leistung, Effizienz, Hygiene, Wirtschaftlichkeit und Qualität – doch kaum einen für Menschlichkeit. Es existieren ausgefeilte Systeme zur Messung von Wartezeiten, Fallzahlen, Verweildauern und Behandlungskosten, aber keine verlässlichen Strukturen zur Erfassung zwischenmenschlicher Präsenz, ethischer Haltung oder emotionaler Resonanz. Was dabei entsteht, ist eine institutionelle Blindheit gegenüber dem, was im Zentrum menschlicher Begegnung steht: das empathische Dasein.

Diese Blindheit ist nicht zufällig. Sie ist strukturell gewachsen. Sie hat sich etabliert, weil sie das System schützt – vor Überforderung, vor ethischem Konflikt, vor Komplexität. Denn wer Gleichgültigkeit ernst nimmt, müsste hinterfragen, wie sie entsteht. Müsste fragen, warum niemand innehält. Müsste prüfen, ob das, was funktioniert, auch gut ist. Stattdessen wird das Thema verdrängt – nicht aus Böswilligkeit, sondern aus Gewohnheit. Und so wird Gleichgültigkeit selbst zum Systembestandteil: unsichtbar, aber wirksam. Unbenannt, aber präsent.

Diese Unsichtbarkeit hat fatale Folgen. Denn was nicht benannt wird, kann nicht bearbeitet werden. Was nicht ausgesprochen wird, bleibt wirksam – als Schatten, als Stimmung, als stilles Gift. Wer in einer Umgebung arbeitet, in der Gleichgültigkeit nicht thematisiert werden darf, beginnt zu glauben, dass sie normal ist. Und wer sie nicht mehr erkennt, wird zum Teil ihrer Weitergabe – nicht, weil er will, sondern weil er nicht mehr anders kann.

2. Die Angst vor der eigenen Empfindlichkeit

Ein zentraler Grund für das Schweigen über Gleichgültigkeit liegt in der Angst vor dem, was sich zeigen würde, wenn man sie benennt. Wer über Gleichgültigkeit spricht, spricht auch über das eigene Erleben: über die Momente, in denen man nicht zugehört, nicht reagiert, nicht gefragt hat. Über das schlechte Gewissen, das im hektischen Alltag beiseitegeschoben wurde. Über das Mitgefühl, das man irgendwann verloren hat. Über den Schmerz, der zu groß war, um ihn zuzulassen. Das Schweigen ist also ein Selbstschutz – gegen Schuld, gegen Scham, gegen Überforderung.

Diese Abwehr ist nachvollziehbar. Denn Gleichgültigkeit ist kein bloßes Verhalten – sie ist ein Zustand, der in uns entsteht, wenn etwas nicht mehr gespürt werden kann. Wer sie bemerkt, muss sich mit der eigenen Taubheit konfrontieren. Mit der Frage: Wann habe ich aufgehört, berührt zu sein? Wann habe ich begonnen, nur noch zu funktionieren? Wann ist das Leiden der anderen mir gleichgültig geworden? Diese Fragen berühren tiefe, oft schmerzhafte Schichten des beruflichen Selbstbildes – und genau deshalb werden sie oft nicht gestellt.

Hinzu kommt: In einer Umgebung, in der emotionale Stärke mit professioneller Kompetenz gleichgesetzt wird, ist das Eingeständnis von Mitgefühlsverlust mit einem impliziten Makel belegt. Wer sagt, dass ihn nichts mehr berührt, befürchtet, nicht mehr geeignet zu sein. Wer zugibt, dass er abstumpft, stellt sich selbst infrage. In dieser Kultur der inneren Abwehr wird Schweigen zur Bedingung des Weitermachens. Doch dieses Schweigen hat einen Preis: Es macht das Ungesagte dauerhaft wirksam.

3. Die Normalisierung des Abweichenden

Ein besonders perfider Mechanismus im Umgang mit Gleichgültigkeit besteht in ihrer Normalisierung. Was früher als inakzeptabel galt – etwa das wortlose Verlassen eines Zimmers, das Ignorieren von emotionaler Not, das Abwerten von Patienten in der Übergabe – wird in vielen Teams als gegeben hingenommen. Es ist „halt so", „gehört dazu", „macht jeder mal". In dieser Normalisierung liegt nicht nur eine Abwehr, sondern auch eine systemische Legitimierung. Das Abweichende wird zum Standard. Die Ausnahme zur Regel. Die Gleichgültigkeit zur Norm.

Diese Entwicklung wird durch die sprachlichen und sozialen Routinen im Team stabilisiert. Wer fragt, ob das Verhalten angemessen war, gilt als empfindlich. Wer kritisiert, dass ein Patient übersehen wurde, stört den Ablauf. Wer auf zwischenmenschliche Defizite hinweist, wird belächelt oder ignoriert. Die Gleichgültigkeit wird nicht nur toleriert – sie wird sozial abgesichert. Und wer sich ihr entzieht, steht oft allein da.

In dieser Kultur des kollektiven Schweigens beginnen auch die Neuen, sich anzupassen. Junge Kolleginnen und Kollegen, die noch eine hohe Sensibilität mitbringen, erleben schnell, dass ihr Mitgefühl als naiv, ihr Engagement als übertrieben, ihre Reflexion als zeitraubend empfunden wird. Sie lernen: Wer dazugehören will, schweigt. Wer dazugehören will, schaut weg. Wer dazugehören will, funktioniert. So reproduziert sich die Gleichgültigkeit – nicht durch Vorschrift, sondern durch Sozialisation.

4. Der Mythos professioneller Distanz

Ein weiterer Grund für das Schweigen über Gleichgültigkeit liegt in einem weitverbreiteten Missverständnis: dem Mythos der professionellen Distanz. In vielen Ausbildungskontexten wird suggeriert, dass medizinisches Handeln nur dann professionell ist, wenn es emotionsfrei bleibt. Nähe wird mit Gefahr, Empathie mit Überforderung, Mitgefühl mit Instabilität assoziiert. Die Folge ist eine Kultur der inneren Abspaltung: Der Mensch im weißen

Kittel darf alles sehen – aber nichts fühlen. Darf alles entscheiden – aber nichts hinterfragen. Darf alles tun – aber nicht zweifeln.

Dieser Mythos verhindert die Thematisierung von Gleichgültigkeit. Denn solange emotionale Unbeteiligtheit als notwendige Kompetenz gilt, erscheint jede Kritik an Kälte oder Teilnahmslosigkeit als Missverständnis. Man müsse „professionell" bleiben, heißt es. Man dürfe sich nicht „zu sehr hineinziehen lassen". Und so wird Gleichgültigkeit nicht als Mangel benannt, sondern als Zeichen von Reife. Wer betroffen ist, hat „sich nicht im Griff". Wer nicht betroffen ist, hat „es im Griff". Doch diese Umdeutung ist gefährlich. Denn sie verwechselt emotionale Abwesenheit mit Kontrolle – und Mitgefühl mit Schwäche.

Professionelle Distanz bedeutet nicht, nichts zu empfinden. Sie bedeutet, empfänglich zu bleiben – und zugleich handlungsfähig. Sie bedeutet, sich nicht zu verlieren – aber sich auch nicht zu verschließen. Und genau darin liegt die Herausforderung: Mitgefühl zu bewahren, ohne daran zu zerbrechen. Wer stattdessen Gleichgültigkeit zur Norm erklärt, schützt nicht das Subjekt – sondern tötet langsam seine moralische Widerstandskraft.

5. Wege aus dem Schweigen – Die Rückkehr zur Sprache

Der erste Schritt aus dem Schweigen ist das Wiederfinden der Sprache. Wer über Gleichgültigkeit sprechen will, braucht Worte, Räume und Beziehungen, in denen dieses Sprechen möglich ist. Es braucht Formulierungen, die nicht anklagen, sondern beschreiben. Es braucht einen Ton, der nicht moralisiert, sondern öffnet. Und es braucht ein Gegenüber, das nicht weghört, sondern mitgeht.

Diese Sprache kann nicht verordnet werden. Sie muss gemeinsam entwickelt, erprobt und geschützt werden. Sie beginnt in kleinen Gesten: in der Frage nach dem Erleben einer Situation, im Gespräch nach einer belastenden Schicht, im Innehalten nach einem Todesfall. Sie beginnt in der Bereitschaft, wieder zu benennen, was man fühlt – auch wenn es unbequem ist. Und sie beginnt in der Entscheidung, dass Menschlichkeit kein Zusatz ist – sondern der Kern der Professionalität.

Wenn über Gleichgültigkeit wieder gesprochen wird, geschieht mehr als ein Bewusstwerdungsprozess. Es entsteht ein neuer Raum: ein Raum der Beziehung, der Verantwortung, der Wandlung. In diesem Raum können Menschen wieder spüren, was sie bewegt. Können wieder sehen, was sie verloren haben. Können wieder erkennen, dass Gleichgültigkeit keine Schuld ist – sondern ein Ruf. Ein Ruf danach, sich selbst nicht aufzugeben. Und genau dieser Ruf beginnt dort, wo das Schweigen endet.

Kapitel 17: Die stille Mitwisserschaft – Wie Gleichgültigkeit sich in Teams verfestigt

1. Der Einzelne im Kollektiv – Wie moralische Impulse sich verlieren

Die erste Erfahrung vieler Berufseinsteigerinnen und Berufseinsteiger im medizinischen Bereich ist nicht die fachliche Überforderung, sondern die moralische Irritation. Die erste Nachtwache, das erste Versterben eines Patienten, das erste Gespräch mit verzweifelten Angehörigen – all diese Erfahrungen fordern ein Ethos heraus, das meist idealistisch, berührbar und offen in den Beruf getragen wurde. Doch schnell zeigt sich: Wer zu viel fragt, zu viel fühlt, zu lange innehält, stört den Betrieb. Und so geraten moralische Impulse in einen Widerspruch zur Praxis: Sie stoßen auf Routinen, auf Desinteresse, auf sprachlose Abläufe.

Innerhalb von Teams wird dieser Widerspruch oft nicht ausgetragen, sondern durch Selbstanpassung aufgelöst. Der Einzelne beginnt, seine Irritation nicht mehr ernst zu nehmen, die eigenen Gefühle zu relativieren, die eigene Sensibilität als Schwäche zu deuten. Das geschieht nicht aus Gleichgültigkeit – sondern aus einem tiefen Bedürfnis nach Anschluss, nach Zugehörigkeit, nach Schutz. Die Gruppe wird zur Norm – und alles, was davon abweicht, erscheint verdächtig. So verlieren sich moralische Impulse – nicht, weil sie verschwinden, sondern weil sie keinen Halt finden.

Diese Dynamik ist gefährlich, weil sie das Gewissen zum privaten Problem macht. Die ethische Wahrnehmung wird entkoppelt von der kollektiven Praxis. Was innerlich gespürt wird, darf äußerlich nicht erscheinen. Und so beginnt das System, genau jene Menschen, die es tragen sollten – die Einfühlsamen, die Zweifelnden, die Fragenden – in seiner Praxis zum Verstummen zu bringen.

2. Gruppennormen und das Prinzip des unausgesprochenen Konsenses

Teams operieren nicht nur nach Dienstplänen und Handlungsanweisungen, sondern vor allem nach unsichtbaren Regeln: Wer darf etwas sagen? Was darf gedacht werden? Wann ist ein Verhalten inakzeptabel – und wann stillschweigend akzeptiert? Diese Gruppennormen entstehen durch Wiederholung, durch implizite Belohnungen und durch informelle Sanktionen. Wer sich ihnen fügt, gehört dazu. Wer sie bricht, steht rasch am Rand.

Das Prinzip des unausgesprochenen Konsenses wirkt hier wie eine kollektive Tarnkappe. Alle wissen, dass es Situationen gibt, in denen Patienten nicht gesehen, Bedürfnisse übergangen, Äußerungen abgetan werden. Und doch redet man nicht darüber – nicht aus Ignoranz, sondern weil es niemand vormacht. Der unausgesprochene Konsens lautet: Wir tun, was notwendig ist. Wir fragen nicht, was richtig wäre. Wir machen weiter. Und dieses „Wir" schützt die Einzelnen – und fesselt sie zugleich.

Dieser Konsens stabilisiert sich besonders dort, wo Hierarchien nicht durch offene Kommunikation durchlässig gemacht werden. In starren Strukturen wird nicht reflektiert, sondern erwartet. Oberärzte setzen den Ton, Stationsleitungen definieren, was normal ist. Und so entwickelt sich eine Kultur, in der moralisches Denken nicht ausagiert, sondern untergeordnet wird. Gleichgültigkeit erscheint in diesem Kontext nicht als Störung – sondern als notwendige Haltung zur Sicherung des Betriebes.

3. Loyalität als moralisches Dilemma

Loyalität wird in vielen klinischen Teams hochgehalten – und das mit gutem Grund. Wer mit anderen unter Druck arbeitet, im Nachtdienst Verantwortung trägt, gemeinsam Krisen übersteht, entwickelt eine tiefe kollegiale Bindung. Diese Solidarität ist tragend, aber auch gefährlich. Denn sie verwebt moralische Urteilsfähigkeit mit emotionaler Zugehörigkeit. Kritik an einer Kollegin wird zum Loyalitätsbruch. Der Hinweis auf Gleichgültigkeit eines Kollegen wird zum Vertrauensbruch. Die moralische Beurteilung wird personalisiert – nicht sachlich, sondern sozial gewichtet.

In dieser Konstellation ist jede ethische Stellungnahme auch ein Risiko: für das Klima, für die Beziehung, für das eigene Standing. Wer sich äußert, muss mit Ausschluss rechnen – oder mit subtiler Isolation. Häufiger aber geschieht das Gegenteil: Man spricht nicht. Man bleibt beim stummen Blick, bei der ironischen Bemerkung, bei der privaten Klage. Der moralische Konflikt wird nicht gelöst – er wird externalisiert. Die Schuld wird delegiert: ans System, an die Überlastung, an die Umstände. Und so wird Loyalität zum Ersatz für ethische Selbstverantwortung.

Diese Dynamik lässt sich nur durch eine bewusste Trennung überwinden: Kollegialität darf nicht mit Komplizenschaft verwechselt werden. Nähe darf nicht als Schutz vor Kritik verstanden werden. Und Zusammenhalt darf nicht auf dem Schweigen über das Unaussprechliche beruhen. Eine reife Teamkultur erkennt, dass Loyalität nicht durch Verschweigen, sondern durch Ehrlichkeit entsteht – auch dort, wo es wehtut.

4. Die Dynamik der kollektiven Verdrängung

Je länger Gleichgültigkeit in einem Team unthematisiert bleibt, desto tiefer verankert sich die kollektive Verdrängung. Es entstehen Routinen des Nicht-Fühlens: scherzhafte Verbrämung, zynische Kommentare, funktionalisierte Sprache, ritualisiertes Weitergehen. Was zunächst als psychische Entlastung dient, wird zur professionellen

Haltung. Die emotionale Betroffenheit wird nicht nur versteckt – sie erscheint irgendwann als unangemessen. Diese Dynamik ist besonders schwer zu durchbrechen, weil sie nicht auf Argumente reagiert. Sie lebt von Atmosphäre, von Andeutungen, von Blicken. Wer den Raum betritt und spürt, dass über einen Vorfall nicht gesprochen werden soll, wird sich schweigend anpassen. Wer merkt, dass Trauer als Schwäche gilt, wird nicht trauern. Und wer erkennt, dass Berührung zum Tabu geworden ist, wird sich nicht mehr berühren lassen. Die emotionale Wirklichkeit wird ersetzt – durch Anpassung.

Das Fatale an dieser kollektiven Verdrängung ist, dass sie das Team innerlich bindet. Nach außen erscheint es stabil, effizient, loyal. Doch innerlich herrscht emotionale Leere, ethische Verunsicherung, psychische Erschöpfung. Niemand ist allein – und doch ist jeder auf sich zurückgeworfen. In dieser Stille wächst die Gleichgültigkeit – nicht als Entscheidung, sondern als Ergebnis systematischer Selbstverleugnung.

5. Auswege aus der stillen Mitwisserschaft

Die Rückkehr aus der kollektiven Verdrängung beginnt mit einer Geste: der Geste des Wieder-Sehens. Sie geschieht in einem Satz, der nicht urteilt, sondern beschreibt. In einer Frage, die nicht klagt, sondern verbindet. In einem

Moment, in dem jemand sagt: „Ich merke, dass mich das nicht mehr berührt – und das macht mir Angst." Solche Sätze können Räume öffnen, in denen andere sich anschließen – nicht aus Pflicht, sondern aus Erleichterung.

Damit solche Räume entstehen, braucht es institutionelle Erlaubnis: Supervisionen, in denen nicht nur fachlich, sondern menschlich gesprochen wird. Fallbesprechungen, in denen auch das Unausgesprochene einen Platz hat. Ethikgespräche, in denen das Richtige nicht verordnet, sondern gemeinsam gesucht wird. Aber es braucht auch den Mut der Einzelnen – den Mut, den Schutz des Schweigens zu verlassen. Nicht um besser zu sein als die anderen, sondern um das Gemeinsame wieder möglich zu machen.

Denn Gleichgültigkeit ist nicht das Gegenteil von Fürsorge – sie ist ihre negative Umkehrung. Sie zeigt an, wo etwas verloren gegangen ist, das einst vorhanden war. Und sie kann verschwinden, wenn das Gemeinsame sich erneuert – nicht durch Vorschrift, sondern durch Beziehung. Ein Team, das wieder spürt, dass es gemeinsam verantwortlich ist, wird beginnen, neu zu hören. Und dieses Hören ist der erste Schritt zur Heilung – nicht nur der Patienten, sondern auch seiner selbst.

Kapitel 18: Die Wiederkehr des Mitgefühls – Was gegen Gleichgültigkeit hilft

1. Mitgefühl als rekonstruktive Kraft im Angesicht des Systemischen

Mitgefühl ist mehr als eine spontane emotionale Regung – es ist eine ethisch strukturierte Fähigkeit zur inneren Resonanz. Es bedeutet, sich in das Leiden eines anderen einzustimmen, ohne darin zu versinken. Es umfasst Wahrnehmung, Bewertung und Handlungstendenz – also ein komplexes Zusammenspiel von kognitiven, affektiven und motivationalen Prozessen. Mitgefühl ist daher keine naive oder sentimentale Geste, sondern ein hochdifferenzierter Ausdruck menschlicher Verbundenheit – und ein psychologisch stabiles Gegengewicht gegen Entfremdung, Objektivierung und funktionale Kälte.

In einem System, das auf Effizienz, Reproduzierbarkeit und Distanz angelegt ist, wirkt Mitgefühl zunächst wie ein störender Faktor. Es verzögert Abläufe, stellt Entscheidungen infrage, macht Umstände sichtbar, die das System lieber ignoriert. Doch gerade in dieser Störung liegt seine systemische Funktion: Es erinnert an das, was durch Routine in Vergessenheit geraten ist. Es bewahrt das System davor, nur noch als Maschine zu funktionieren. Es ist ein Marker für humane Vitalität – nicht trotz, sondern wegen seiner Irritationskraft.

Mitgefühl ist damit nicht nur eine innere Ressource, sondern ein Korrektiv. Es zeigt an, wo etwas fehlt, wo etwas zu schnell geht, wo ein Mensch verschwindet. Wenn es im medizinischen Alltag Raum erhält, fungiert es wie ein Frühwarnsystem – nicht laut, aber unübersehbar. Und wenn es dauerhaft unterdrückt wird, zeigt das nicht die Reife der Institution, sondern deren beginnende moralische Degeneration.

2. Die Neurobiologie der Resonanz – Mitgefühl als natürliche Disposition

Aus neurobiologischer Perspektive ist Mitgefühl keine moralische Ausnahmeleistung, sondern tief im menschlichen Organismus verankert. Spätestens mit der Entdeckung der Spiegelneuronen wurde deutlich, dass wir nicht nur aus sozialem Lernen, sondern aus biologischer Grundstruktur heraus auf das Erleben anderer reagieren. Der Mensch ist zur Mitresonanz fähig – nicht als Luxus, sondern als Bedingung seiner sozialen Existenz. Das bedeutet: Auch im medizinischen Kontext ist Mitgefühl zunächst da – es muss nicht erzeugt, sondern vielmehr vor Überlagerung geschützt werden.

Stress, Zeitdruck, Hierarchie, Überforderung und Zynismus wirken neurobiologisch als Blockaden dieser Resonanzsysteme. Sie schalten den präfrontalen Kortex – also die Instanz für soziale Regulation – teilweise ab, aktivieren hingegen die autonomen Stresszentren. Die Folge ist ein Zustand funktionaler Selbstverteidigung: Der andere wird nicht mehr als Mitmensch wahrgenommen, sondern als Aufgabe, Problem oder Belastung. Das Mitgefühl ist dann nicht verschwunden – es ist neurophysiologisch blockiert. Und genau deshalb kann es durch strukturelle Entlastung wieder aktiviert werden.

Daraus ergibt sich eine zentrale Erkenntnis: Mitgefühl kann trainiert, gepflegt, unterstützt werden. Es ist kein entweder-oder, sondern ein dynamischer Prozess. Und dieser Prozess ist beeinflussbar – durch Sprache, Haltung, Beziehung, aber auch durch Rahmenbedingungen. Wer Raum gibt, reduziert Cortisolausschüttung. Wer spricht, aktiviert soziale Netzwerke im Gehirn. Wer berührt wird, öffnet sich innerlich. In all dem zeigt sich: Gleichgültigkeit ist kein Grundzustand – sie ist eine Reaktion auf Überforderung. Und Mitgefühl ist keine Schwäche – sondern ein Zeichen innerer Offenheit.

3. Die Ethik der kleinen Schritte – Mitgefühl als Handlungsmöglichkeit

Einer der wichtigsten Irrtümer im Umgang mit Gleichgültigkeit ist die Vorstellung, dass ihr nur durch große Reformen beizukommen sei. Doch Mitgefühl lässt sich nicht verordnen – es muss entstehen. Es beginnt nicht in Gremien, sondern in Momenten. In einer Entscheidung, nicht sofort weiterzugehen. In einem Blick, der nicht ausweicht. In einer Geste, die nicht abbricht. Die Rückkehr des Mitgefühls geschieht im Alltag – nicht auf der Ebene der Theorie, sondern im konkreten Tun.

Diese Ethik der kleinen Schritte ist radikal in ihrer Bescheidenheit. Sie erhebt keinen Anspruch auf Weltverbesserung – aber sie widersetzt sich still der Verrohung. Sie fragt nicht: „Was kann ich alles tun?", sondern: „Wo kann ich jetzt Mensch sein?" Diese Frage ist subversiv – weil sie das System unterwandert, ohne es zu bekämpfen. Sie ist entlastend – weil sie Handlungsspielräume eröffnet, wo vorher nur Ohnmacht war. Und sie ist verbindend – weil sie Beziehung stiftet, wo vorher Isolation war.

Mitgefühl zeigt sich oft dort, wo es niemand erwartet. In der müden Stimme, die trotzdem zuhört. In der erschöpften Hand, die trotzdem hält. Im vollen Tag, an dem trotzdem ein stilles Gespräch stattfindet. Diese Gesten haben keine Effizienz – aber Wirkung. Sie hinterlassen Spuren im Anderen – und im eigenen Gewissen. Und genau deshalb sind sie unverzichtbar: Sie schreiben ein anderes Narrativ in den Alltag. Ein Narrativ der Berührung – gegen das große Schweigen.

4. Kollektive Mitgefühlsfähigkeit – wenn Systeme heilsam werden

Mitgefühl kann auch eine kollektive Eigenschaft sein. Teams, Stationen, Kliniken, ganze Institutionen können eine Atmosphäre entwickeln, in der das Mitgefühl nicht nur erlaubt, sondern gewünscht ist. Solche Atmosphären sind nicht das Ergebnis glücklicher Zufälle – sie entstehen durch bewusste Arbeit an Sprache, Ritualen, Kommunikation und Führung. Sie leben von Vorbildern, die sich zeigen, ohne sich zu verlieren. Von Kolleginnen, die fragen, statt zu verurteilen. Von Vorgesetzten, die zuhören, auch wenn es nichts zu „lösen" gibt.

In solchen Systemen wird Mitgefühl nicht als individuelles Risiko behandelt, sondern als kollektiver Wert. Es wird geschützt – durch offene Gesprächskultur, durch Zeitfenster für Reflexion, durch Supervision, durch Pausenkultur. Es wird gefördert – durch Fortbildung, durch Feedback, durch ethische Fallbesprechungen. Und es wird belohnt – nicht durch Boni, sondern durch Sinn.

Diese kollektive Mitgefühlsfähigkeit ist kein Idealbild, sondern eine erreichbare Realität. Sie setzt voraus, dass Systeme sich fragen, wofür sie da sind: Für Patienten oder für Prozesszahlen? Für Begegnung oder für Dokumentation? Für Leistung oder für Sinn? Die Antwort liegt nicht in der Ausschließlichkeit – sondern im Gleichgewicht. Und dieses Gleichgewicht beginnt dort, wo sich Menschen wieder als

Menschen begegnen – in ihrer Verletzlichkeit, in ihrer Begrenztheit, in ihrer Sehnsucht nach Bedeutung.

5. Die Wiederverbindung mit dem Ursprung

Mitgefühl ist der Ursprung medizinischer Praxis. Nicht das Wissen um Medikamente, nicht das Beherrschen von Geräten, nicht das Meistern von Abläufen – sondern die Fähigkeit, sich vom Leid eines anderen ansprechen zu lassen, ist der Grund, warum Menschen diesen Beruf ergreifen. Gleichgültigkeit entsteht, wenn dieser Ursprung verloren geht. Und sie vergeht, wenn er wiedergefunden wird.

Diese Wiederverbindung braucht keine neue Ausbildung, keine zusätzlichen Mittel, keine äußeren Veränderungen. Sie braucht Erinnerung: an den ersten Moment, in dem man helfen wollte. An das erste Mal, in dem man berührt war. An das Gesicht einer Patientin, die geblieben ist. An ein Gespräch, das mehr war als Routine. In diesen Erinnerungen liegt die Kraft, sich zu erinnern, warum man tut, was man tut. Und aus dieser Erinnerung wächst neue Gegenwart.

Mitgefühl ist also nicht nur eine Reaktion – es ist eine Rückkehr. Eine Rückkehr zur eigenen Geschichte. Eine Rückkehr zum Sinn. Eine Rückkehr zur Menschlichkeit. Und genau darin liegt seine tiefste Kraft: Es heilt nicht nur andere – es heilt auch uns selbst.

Kapitel 19: Zwischen Anspruch und Wirklichkeit – Warum Menschlichkeit kein Selbstläufer ist

1. Der Mythos des Guten – Zwischen Berufung und Überforderung

Der medizinische Beruf wird traditionell nicht nur als Tätigkeit verstanden, sondern als Berufung – ein inneres Ethos, das dem Helfen, dem Dienen, der Selbsthingabe verpflichtet ist. Dieser Mythos des Guten durchzieht biografische Erzählungen, Motivationsschreiben, Ausbildungsgänge und institutionelle Leitbilder. Er verleiht Sinn, Stabilität und eine hohe moralische Identifikation. Doch zugleich erzeugt er einen Erwartungsdruck, dem kaum ein Mensch dauerhaft standhalten kann.

Denn mit dem Ethos der Berufung geht die unausgesprochene Vorstellung einher, dass Menschlichkeit selbstverständlich sei – dass sie sich im guten Willen von allein verwirkliche. Doch genau das ist ein Irrtum. Menschlichkeit ist keine automatische Folge von Werten, sondern eine tägliche Herausforderung – fragil, kontingent, widersprüchlich. Wer sie als Selbstverständlichkeit behandelt, übergeht ihre Bedingtheit. Und wer sie als moralische Pflicht begreift, riskiert Überforderung. Der Mythos der Berufung blendet aus, dass der Mensch im System verletzbar ist – dass er begrenzte Ressourcen hat, dass er scheitern kann, dass er auch geschützt werden muss.

In dieser Spannung zwischen Ideal und Realität entwickelt sich oft ein innerer Konflikt, der nicht sichtbar, aber wirksam ist: Die moralischen Maßstäbe sind hoch – aber sie lassen keinen Raum für Abweichung. Wer an ihnen misst, muss sich als ungenügend erleben. Wer versagt, trägt Schuld. Wer zu wenig fühlt, hat sich selbst verloren. So wird aus dem hohen Anspruch ein stilles Selbsturteil – und aus dem Wunsch zu helfen ein Rückzug ins Funktionieren. In dieser Bewegung verliert Menschlichkeit nicht nur ihre Tiefe, sondern auch ihre Authentizität.

2. Die institutionelle Inszenierung von Humanität – Fassade oder Substanz?

In der Außenkommunikation medizinischer Einrichtungen ist Menschlichkeit omnipräsent: Patienten werden als Partner dargestellt, Empathie als Leitmotiv, individuelle Betreuung als Selbstverständlichkeit. Diese Narrative sind wirksam – nicht nur nach außen, sondern auch nach innen. Sie definieren das, was als Leitbild gewünscht ist. Doch wenn sie in scharfem Gegensatz zur erlebten Realität stehen, verlieren sie ihre aufrichtende Kraft. Sie werden zur Fassade.

Diese Fassade hat eine paradoxe Wirkung: Sie schützt das System – aber sie entmutigt die Menschen. Denn wer täglich erlebt, dass Nähe zeitlich unmöglich, individuelle Sorge organisatorisch unerwünscht oder persönliche Zuwendung strukturell behindert ist, erlebt die Diskrepanz zwischen Bild und Wirklichkeit als Entwertung der eigenen Wahrnehmung. Das Ideal bleibt erhalten – aber es wird uneinlösbar. Die Folge ist eine schleichende Desillusionierung: Wer permanent gegen das eigene Ideal lebt, beginnt, es zu hinterfragen. Oder schlimmer noch – er hört auf, es zu spüren.

In dieser Situation beginnt sich das System selbst zu immunisieren. Kritik an der Kluft zwischen Anspruch und Wirklichkeit wird als mangelnde Belastbarkeit abgewertet. Traurigkeit über entfallene Beziehung wird als Schwäche gedeutet. Der Wunsch nach mehr Menschlichkeit wird als unrealistische Nostalgie abgetan. So entsteht ein Klima moralischer Erstarrung: Die Ideale bleiben unantastbar – aber sie dürfen nicht mehr ernsthaft eingefordert werden. Menschlichkeit wird zur rhetorischen Hülle – und in dieser Hülle bleibt Gleichgültigkeit unsichtbar.

3. Der psychodynamische Preis des funktionalen Selbst

Die Kluft zwischen Anspruch und Wirklichkeit im medizinischen Beruf ist nicht nur ein institutionelles, sondern auch ein psychodynamisches Problem. Wer fortwährend in einer Rolle agiert, die er innerlich nicht mehr ausfüllen kann, spaltet sich – bewusst oder unbewusst – von seinen Gefühlen ab. Diese Abspaltung ist ein

Schutzmechanismus: Sie verhindert, dass das Selbst von seiner inneren Diskrepanz zerrissen wird. Doch sie hat einen Preis. Sie erzeugt Leere.

Diese Leere ist nicht unmittelbar spürbar. Sie zeigt sich in einem Verlust an innerer Resonanz, in einem funktionalen Selbst, das alle Anforderungen erfüllt – aber nicht mehr fühlt. Wer in diesem Zustand ist, begegnet anderen Menschen nicht mehr wirklich. Er erfüllt Aufgaben, folgt Standards, übermittelt Diagnosen – aber er ist innerlich abwesend. Die Gleichgültigkeit ist nicht gewollt – sie ist erlitten. Und sie ist nicht immer sichtbar – aber sie prägt die Atmosphäre.

Die psychodynamische Folge ist eine tiefe Verunsicherung: Wer sich selbst nicht mehr spürt, beginnt, am eigenen Beruf zu zweifeln. Wer sich von seinem eigenen Mitgefühl entfremdet hat, fragt sich, ob er überhaupt noch ein guter Arzt, eine gute Pflegerin ist. Doch weil das Eingeständnis dieser Entfremdung mit Schuld, Scham und Schwäche belegt ist, bleibt es unausgesprochen. Es entsteht ein inneres Vakuum – ein Raum, in dem Gleichgültigkeit unbemerkt zum neuen Normal wird.

4. Die ethische Erosion durch strukturelle Gewalt

Strukturelle Gewalt ist ein Begriff aus der Sozialwissenschaft, der beschreibt, wie soziale Systeme Menschen schädigen, ohne dass diese Gewalt sichtbar oder personell konkret zugeordnet werden kann. Im medizinischen Kontext bedeutet das: Wenn ein System dauerhaft Bedingungen aufrechterhält, die Menschlichkeit verhindern, Nähe erschweren, Beziehung entwerten und Reflexion unterbinden, entsteht ein Klima moralischer Aushöhlung – ohne dass jemand explizit verantwortlich wäre.

Diese Form von Gewalt wirkt leise, indirekt, aber beständig. Sie zeigt sich in übervollen Dienstplänen, in Zeitdruck, in fehlender Supervision, in stummen Teams, in der Priorisierung wirtschaftlicher über menschliche Interessen. Und sie wirkt doppelt: Sie beschädigt nicht nur die Patientenversorgung – sie beschädigt auch die moralische Integrität der Helfenden. Denn sie zwingt dazu, gegen das eigene Gewissen zu handeln, Nähe zu unterdrücken, Grenzen zu ignorieren.

Diese Erfahrung hinterlässt Spuren. Wer wiederholt moralisch ohnmächtig gemacht wird, verliert den Glauben an die eigene ethische Selbstwirksamkeit. Wer regelmäßig gegen das handeln muss, was er innerlich für richtig hält, stumpft nicht nur ab – er zerbricht in seiner moralischen Identität. Und genau darin liegt die eigentliche Tragik der Gleichgültigkeit: Sie ist nicht nur ein individuelles Versagen – sie ist das Resultat eines Systems, das nicht mehr schützt, was ihm heilig sein sollte.

5. Der Weg zur Authentizität – zwischen Selbsterkenntnis und Strukturkritik

Die Überwindung der Kluft zwischen Anspruch und Wirklichkeit beginnt nicht mit Veränderung im Außen – sondern mit einem Prozess der Selbsterkenntnis. Wer Menschlichkeit erhalten will, muss sich erlauben, zu erkennen, wo sie fehlt. Wer sie wiederbeleben will, muss den Mut haben, sich seine eigenen Verletzungen einzugestehen. Und wer sie institutionalisieren will, muss bereit sein, die Strukturen infrage zu stellen, die sie behindern.

Diese Rückbindung an das Ethische ist kein moralischer Appell – sie ist eine existenzielle Bewegung. Sie beginnt in einem Moment der Stille: in der Anerkenntnis der eigenen Ambivalenz, der eigenen Erschöpfung, des eigenen Verlustes. Sie wächst in der Begegnung mit anderen, die dasselbe spüren. Und sie findet ihren Ausdruck in der Gestaltung von Praxis – dort, wo Nähe wieder möglich wird, wo Fragen wieder erlaubt sind, wo der Mensch nicht mehr verschwinden muss.

Menschlichkeit wird nicht durch Programme gerettet, sondern durch Haltungen. Sie entsteht nicht durch Verpflichtung, sondern durch Erlaubnis. Sie wächst dort, wo Menschen sich selbst und einander wieder als Menschen erkennen – im Zweifel, im Mut, in der Begrenzung. Und genau darin liegt ihre Kraft: Sie ist kein Zustand – sie ist eine Entscheidung. Immer wieder. Jeden Tag. Mitten im System.

6. Reif gewordene Menschlichkeit – ein Weg durch die Ambivalenz

Die Erfahrung der Diskrepanz zwischen dem, was sein sollte, und dem, was ist, gehört zu den tiefgreifendsten psychischen Belastungen im medizinischen Berufsalltag. Sie konfrontiert Helfende nicht nur mit äußeren Barrieren – wie Zeitdruck, Überlastung oder struktureller Gleichgültigkeit – sondern vor allem mit sich selbst: mit den eigenen Idealen, Hoffnungen, Selbstbildern. Wenn diese innerlich brüchig werden, entstehen zwei typische Reaktionsmuster: der Rückzug in Zynismus oder die Flucht in Erschöpfung. Beide Reaktionen schützen kurzfristig – aber sie verschließen langfristig den Weg zu echter menschlicher Präsenz.

Der Weg aus dieser inneren Sackgasse liegt nicht in der radikalen Abkehr vom Ideal, sondern in seiner Reifung. Reif gewordene Menschlichkeit erkennt an, dass sie nicht immer vollständig möglich ist. Sie akzeptiert die Spannungen, die Begrenzungen, die Widersprüche – aber sie verzichtet nicht auf das Ethos der Sorge. Sie weiß, dass man nicht jedem gerecht werden kann, dass man Fehler macht, dass man abstumpft – und doch bleibt sie verbunden mit der inneren Absicht, menschlich zu sein.

Diese Haltung ist kein Kompromiss, sondern ein bewusster Umgang mit Ambivalenz. Sie besteht darin, das Ideal nicht als Erwartung, sondern als Orientierung zu verstehen. Nicht als Anspruch, der erfüllt werden muss –

sondern als Erinnerung daran, warum man diesen Beruf gewählt hat. Diese Form der Menschlichkeit bleibt nicht rein, nicht unversehrt, nicht immer verfügbar – aber sie bleibt lebendig. Sie wird widerständig gegen Kälte, weil sie gelernt hat, mit der eigenen Verletzlichkeit zu leben.

Reif gewordene Menschlichkeit zeigt sich in kleinen Gesten, die aus innerer Klarheit erwachsen: im entschuldigenden Blick nach einem zu schroffen Ton. In der Entscheidung, einer Patientin doch noch zuzuhören – trotz Zeitdruck. In der Bereitschaft, auch dann ehrlich zu bleiben, wenn es unbequem ist. In der Fähigkeit, Mitgefühl nicht zu spielen, sondern es zurückzuholen – aus der Tiefe des eigenen Gewissens, das durch Erfahrung nicht stumpf geworden ist, sondern geschärft.

Diese Haltung lässt sich nicht verordnen – aber sie kann wachsen. Sie entsteht, wenn Menschen in ihrer inneren Ambivalenz nicht allein bleiben. Wenn sie über das sprechen dürfen, was fehlt – ohne Schuld, ohne Scham. Wenn sie Anerkennung dafür erhalten, dass sie bleiben – auch wenn es schwer wird. Wenn sie erleben, dass es Räume gibt, in denen Menschlichkeit nicht nur gewünscht, sondern getragen wird. In solchen Räumen wird aus dem Widerspruch zwischen Anspruch und Wirklichkeit kein Bruch – sondern ein Prozess: ehrlich, offen, verletzlich – aber verbunden.

Und genau darin liegt das Versprechen der reifen Menschlichkeit: dass sie nicht idealistisch, sondern realistisch ist. Nicht heroisch, sondern demütig. Nicht unermüdlich, sondern standhaft. Sie braucht keinen Glanz – aber ein Gegenüber. Keine Perfektion – aber ein Erinnern. Und keinen Applaus – sondern eine Kultur, in der Menschlichkeit nicht selbstverständlich ist, aber möglich bleibt. Immer wieder neu.

Kapitel 20: Was bleibt – Die Entscheidung für Menschlichkeit als tägliche Praxis

1. Die Entscheidung als täglicher Akt des Widerstehens

Menschlichkeit ist im medizinischen Kontext kein Zustand, der einmal erreicht und dann besessen werden kann. Sie ist ein Prozess, der sich unter den Bedingungen von Routine, Zeitdruck, funktionaler Verdichtung und psychischer Belastung stets neu bewähren muss. Insofern ist Menschlichkeit eine Entscheidung – aber nicht im Sinne eines dramatischen Entschlusses, sondern als stiller, alltäglicher Akt des Widerstehens. Widerstand nicht gegen Menschen, sondern gegen das Mechanische. Gegen das Abgleiten in Distanz. Gegen die Entfremdung des eigenen Tuns.

Diese Entscheidung ist nicht heroisch. Sie geschieht meist unbemerkt – und oft gerade dann, wenn sie keine unmittelbare Wirkung zeigt. Der empathische Blick, den der Patient nicht erwidern kann. Das ehrliche Wort gegenüber einer Kollegin, das unausgesprochen bleibt. Der Moment des Innehaltens, bevor das nächste Bett aufgerufen wird. Diese Akte verändern nicht sofort die Struktur – aber sie verhindern, dass die Struktur das Innere übernimmt. Sie halten das Selbst in Verbindung mit dem, was es einmal gewollt hat.

In dieser Wiederholung liegt ihre Kraft: Wer sich immer wieder entscheidet, nicht zu versteinern, nicht zynisch zu werden, nicht gleichgültig zu sein, erneuert leise die Substanz seines Berufes. Er wird nicht besser – aber aufrichtiger. Nicht unangreifbar – aber wach. Und genau darin liegt ein Ethos, das nicht nach außen strahlt, sondern nach innen trägt.

2. Die unvollendete Ethik – Menschlichkeit als Zumutung

Wer sich für Menschlichkeit entscheidet, entscheidet sich auch für eine Zumutung: für das Aushalten von Spannungen, das Ertragen eigener Begrenztheit, das Anerkennen der Unvollkommenheit des Systems – und der eigenen Rolle darin. Es ist ein Irrtum zu glauben, man könne Menschlichkeit leben, ohne verletzt zu werden. Wer offen bleibt, wird berührt. Wer berührt wird, wird getroffen. Und wer getroffen wird, ist verletzlich.

Diese Zumutung ist keine Schwäche – sie ist Bedingung. Denn nur wer sich dieser Berührbarkeit aussetzt, bleibt in Beziehung. Nur wer nicht alles abwehrt, kann noch sehen. Die Gefahr liegt nicht im Schmerz – sondern in der Abstumpfung. In der Erschöpfung, die sich mit Funktionieren tarnt. In der Müdigkeit, die zur Haltung wird. Menschlichkeit beginnt nicht dort, wo alles leicht ist – sondern dort, wo man trotzdem nicht aufhört, zu empfinden.

In diesem Sinne ist Menschlichkeit nie abgeschlossen. Sie ist ein offener Prozess. Eine Ethik, die immer wieder unterbrochen, gefährdet, vergessen werden kann – und dennoch in der Lage ist, neu zu beginnen. Wer diese Ethik lebt, erwartet nicht Vollkommenheit – sondern Gegenwärtigkeit. Nicht Kontrolle – sondern Präsenz. Und genau in dieser Unvollkommenheit liegt ihre Würde.

3. Selbstfürsorge als Voraussetzung ethischer Präsenz

Menschlichkeit als tägliche Praxis ist nur dann möglich, wenn sie nicht auf Selbstausbeutung basiert. Wer andere sehen will, muss sich selbst nicht übersehen. Wer für andere sorgt, muss sich selbst nicht vernachlässigen. Selbstfürsorge ist keine egoistische Abweichung – sie ist ethische Notwendigkeit. Denn das Ich, das sich aufopfert, verliert irgendwann seine Stimme. Und ohne Stimme kein Zeugnis. Ohne Zeugnis keine Beziehung. Ohne Beziehung keine Menschlichkeit.

Selbstfürsorge bedeutet nicht Wellness – sondern Wachheit für die eigenen Grenzen. Sie bedeutet, Nein sagen zu können. Hilfe anzunehmen. Müdigkeit ernst zu nehmen. Nicht aus Rückzug, sondern aus Verantwortung. Ein Mensch, der sich erschöpft hat, kann nicht mehr mitfühlen. Eine Stimme, die ständig überhört wird, verstummt. Die Entscheidung für Menschlichkeit ist also auch eine Entscheidung gegen Selbstvergessenheit.

Diese Erkenntnis ist zentral – und doch selten Teil beruflicher Identität. Denn wer sich berufen fühlt, will geben. Doch wer nicht empfängt, verliert. Wer nicht gehalten wird, zerfällt. Wer nur stark sein darf, wird taub für das Eigene. Deshalb ist die Institution verpflichtet, jene zu schützen, die schützen. Räume der Entlastung, der Klärung, der Anerkennung sind kein Bonus – sie sind die Bedingung, dass Menschlichkeit überleben kann.

4. Die stille Verantwortung der Institution

Menschlichkeit wird oft individualisiert – als Haltung, als Charakterfrage, als Tugend. Doch sie ist auch ein Systemthema. Kein Mensch kann dauerhaft menschlich handeln in einem Umfeld, das ihn entmenschlicht. Strukturen, die keinen Raum für Beziehung lassen, die Gespräch verbieten, die Nähe misstrauen, verhindern Ethik – nicht durch Gebot, sondern durch Organisation. Deshalb trägt die Institution Verantwortung – nicht nur für Abläufe, sondern für Atmosphäre.

Eine Klinik, die Menschlichkeit will, muss Bedingungen schaffen, in denen sie möglich ist. Das beginnt mit Zeitfenstern, in denen Zuhören stattfinden kann. Es setzt sich fort in der Kultur des Umgangs – mit Hierarchie, mit Fehlern, mit Trauer. Und es zeigt sich in der Sprache: Spricht man über Patienten oder mit ihnen? Wird über Kolleginnen gesprochen – oder mit ihnen? Wird Nähe gefördert oder als Risiko behandelt?

Institutionen, die diese Fragen nicht stellen, werden Gleichgültigkeit nicht erkennen – weil sie kein Sensorium für sie entwickeln. Institutionen aber, die solche Fragen zur Kultur machen, ermöglichen Veränderung – nicht abrupt, aber nachhaltig. Sie schützen nicht nur Patienten – sondern auch jene, die für sie da sind. Und sie leisten damit einen Beitrag, der über Management hinausgeht: Sie bewahren Menschlichkeit als kollektiven Wert.

5. Was bleibt – in der Tiefe

Am Ende der Reflexion bleibt keine einfache Formel. Keine Garantie. Keine finale Antwort. Was bleibt, ist eine Bewegung – ein inneres Fragen, das nicht aufhört. Ein leises Wissen darum, dass Menschlichkeit immer wieder neu geboren werden muss – im Gespräch, im Blick, in der Entscheidung, nicht gleichgültig zu sein. Und dass sie stirbt, wenn niemand mehr fragt.

Was bleibt, ist vielleicht dies: dass es keine Stärke ist, nicht zu fühlen. Keine Klugheit, nicht zu zweifeln. Keine Effizienz, nicht zu berühren. Was bleibt, ist der Mensch – nicht als Idealbild, sondern als Wesen, das sich nicht verliert, weil es sich erinnert. Das sich nicht verschließt, weil es verwundet ist. Das nicht aufhört, weil es müde ist. Sondern das bleibt – in aller Brüchigkeit, aber mit offenem Herzen.

Und genau das ist es, was zählt: nicht das Heldentum, sondern die Treue. Nicht das Glatte, sondern das Wahre. Nicht das Große, sondern das Nächste. Die Entscheidung für Menschlichkeit ist eine stille Entscheidung. Aber sie ist die bedeutendste, die man jeden Tag treffen kann.

Menschlichkeit bewahren – trotz allem

Dieses Buch ist keine Anklage. Es ist ein Versuch, etwas sichtbar zu machen, das zu oft unsichtbar bleibt: die leise, oft unbemerkte Transformation eines heilsamen Berufes in ein funktionierendes System. Die tägliche Verschiebung von Mitgefühl in Mechanik. Die Umwandlung von Beziehung in Routine. Die Ersetzung des Spürens durch das Erledigen. Die Gleichgültigkeit ist nicht der Feind von außen – sie ist ein Schatten, der von innen wächst, wenn Bedingungen fehlen, die Menschlichkeit ermöglichen.

Gleichgültigkeit tötet nicht in einem einzigen Moment. Sie tötet langsam, schleichend, über Jahre hinweg: die Freude an der Begegnung, die Kraft des Sinns, die Wachheit für das Besondere. Sie tötet nicht nur das Mitgefühl für andere – sie untergräbt auch das Mitgefühl mit sich selbst. Am Ende bleibt ein Mensch zurück, der nicht mehr weiß, warum er einmal angetreten ist.

Und doch bleibt dieses Buch keine düstere Bilanz. Es ist auch ein Zeugnis der Hoffnung: Dass Menschlichkeit nicht verschwunden ist – sondern nur verborgen. Dass sie nicht verloren ist – sondern verletzt. Dass sie nicht unmöglich ist – sondern anspruchsvoll. Dass sie nicht perfekt sein muss – sondern spürbar. Immer wieder.

Menschlichkeit ist keine Konstante, sondern eine Bewegung. Keine Haltung, sondern ein tägliches Bemühen. Kein

Besitz, sondern ein immer neu zu pflegendes Verhältnis zu sich selbst, zum anderen, zur Welt. Wer sie leben will, braucht keine Ideale, sondern Verbundenheit. Keine Erklärungen, sondern Präsenz. Keine Überlegenheit, sondern Ehrlichkeit.

Der Weg zurück zur Menschlichkeit führt nicht über moralische Überlegenheit. Er führt über Verletzlichkeit. Über die Fähigkeit, zu sagen: Ich bin müde. Ich bin nicht immer da. Ich wünsche mir mehr. Und über die Entscheidung, trotzdem nicht aufzugeben. Menschlichkeit ist, wenn jemand bleibt – auch wenn es schwer ist. Wenn jemand zuhört – auch wenn alles spricht. Wenn jemand handelt – nicht aus Pflicht, sondern aus Verbundenheit.

Die Medizin der Zukunft wird nicht daran gemessen werden, wie viele Geräte sie beherrscht, wie viele Standards sie einhält, wie viele Prozesse sie optimiert. Sie wird daran gemessen werden, wie viele Menschen in ihr Mensch bleiben dürfen. Und das beginnt bei jedem Einzelnen. Jeden Tag. Ganz leise.

Ausblick: Eine Medizin, die heilt – nicht nur den Körper

Was folgt aus dem Gesagten? Sicher nicht, dass alles neu gedacht werden muss. Auch nicht, dass Menschlichkeit durch Reformen allein gesichert werden kann. Sondern vielmehr dies: dass es Zeit ist, den Blick zu weiten. Menschlichkeit darf nicht länger als bloßes Ideal begriffen werden – sie muss als strukturelle Notwendigkeit verstanden werden.

Das bedeutet: Wir brauchen keine weiteren Leitbilder, sondern Räume. Räume, in denen gesprochen, gehört, gezweifelt, gefragt werden darf. Räume, in denen das Unsichere einen Ort hat. In denen Führung auch bedeutet: zu schützen. In denen Lernen auch bedeutet: zu fühlen. In denen Arbeit nicht nur Prozess, sondern Begegnung ist.

Es braucht eine neue Form der Ausbildung: eine, die emotionale Selbstwahrnehmung nicht als Störung, sondern als Ressource versteht. Eine, die ethische Reflexion nicht als Randthema, sondern als Herzstück der Praxis vermittelt. Eine, in der junge Menschen nicht verlernen, was sie einmal zum Beruf geführt hat.

Es braucht eine neue Kultur der Kollegialität: offen, zugewandt, verantwortungsvoll. Eine Kultur, in der Menschen sich nicht beweisen müssen, sondern sich zeigen dürfen. In der man sich nicht zurückzieht, wenn man zweifelt, sondern näher kommt. In der das gemeinsame Schweigen über das, was fehlt, abgelöst wird durch gemeinsames Sprechen über das, was möglich ist.

Und es braucht eine Politik, die erkennt, dass ein Gesundheitssystem nur dann tragfähig ist, wenn es den Menschen, die in ihm arbeiten, erlaubt, ganz Mensch zu bleiben. Nicht als Ideal, sondern als Grundbedingung für Qualität, Sicherheit und Zukunft.

Die Rückkehr zur Menschlichkeit ist keine romantische Idee. Sie ist eine konkrete Notwendigkeit. Sie beginnt nicht mit der großen Reform – sondern mit der kleinen Entscheidung. Jetzt. In diesem Moment. In der nächsten Begegnung.

Denn das, was heilt, war nie nur Technik. Sondern immer: der andere Mensch.